ミッフィーの早引き 検査値・数式 ハンドブック

新型コロナウイルス完全対応

増補改訂版

監修

奈良信雄

東京医科歯科大学名誉教授

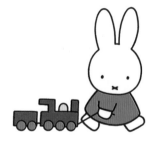

X-Knowledge

監修者プロフィール

奈良信雄（なら・のぶお）

1950年香川県高松市生まれ。1975年東京医科歯科大学医学部卒業後、放射線医学総合研究所、カナダ・トロント大学オンタリオ癌研究所研究員、東京医科歯科大学医学部教授、1999年より東京医科歯科大学大学院教授を経て、現在、東京医科歯科大学名誉教授、順天堂大学客員教授、日本医学教育評価機構常勤理事。専門は血液内科学、臨床検査医学。医学生の教育に積極的で、内科診断学、検査診断学を実習を通じて教育している。

編集協力・DTP	桂樹社グループ
装幀	松田行正＋梶原結実
本文デザイン	松田行正＋山田知子

　臨床検査は、現代の医療に欠かすことのできない重要なものです。病気を正しく診断するのに必要なことはもちろんですが、治療方針を立てたり、看護ケアを実践するうえでの指標にもなります。薬剤副作用をモニターするのにも役立ちます。

　医療のなかで重要な役目を果たすナースの皆さんにとって、臨床検査を理解しておくことは大切です。ただし、臨床検査は日進月歩で、検査項目数も増加の一途をたどっています。最新の臨床検査の内容や意義を正しく理解するのは、それほどたやすいことではないかもしれません。実際、臨床検査をオーダーすると、ナースからその意味や必要性に関する質問を受けることがしばしばです。

　そこで、臨床検査がどういう意味をもち、どのように診療に使われるのか、さらに看護ケアへの応用などについて、わかりやすく解説することにしました。もちろん数多い臨床検査のすべてを網羅することはできません。本書では、日常の業務でよく使われる臨床検査に焦点を当てて解説することにしました。逆に言えば、本書に書かれている臨床検査の内容をよく理解していただければ、最高の看護業務を行うのに十分に役立つことでしょう。

　また、臨床検査だけでなく、日常の看護業務に必要な数式についても参考資料として掲載してあります。これらもきっと看護ケアに役立つと思います。

　本書はコンパクトではありますが、最新の内容を看護業務に役立つように盛り込みました。診療現場で活躍されるナースの皆さん、また、ナースを目指して勉学に励まれる看護学生の皆さんに、ぜひご利用いただきたいと思います。

奈良信雄

本書の使い方

検査の分類
何を調べる検査なのかがわかるように、検査を主要な目的ごとに分類しました。

検査項目
医療現場で接することの多い尿、便、血液に関する検査項目を取りあげています。すべての項目名に英語名を併記しています。

異常値とその原因
異常値が検出されたときに疑われる疾患や病態、その原因について説明しています。

基準値
監修者が推奨する通常使われる基準値。測定法や測定試薬によって数値が異なりますので、必ず各医療機関で使われる数値を確認することが必要です。

検査の目的
検査の目的と意義、検査対象となる物質の体内での働きなどを解説しています。

電解質・無機質検査

カリウム (K)
potassium

基準値と異常値の原因

高値

高値
K負荷の増加（Kの過剰摂取、輸液）。

K排泄の低下（腎不全、アジソン病、K保持性利尿薬投与）。

細胞内からの移行（アシドーシス、インスリン欠乏、高K血症性周期性四肢麻痺、組織破壊）。

偽性高K血症（溶血、血小板増加症、白血球増加症）。

 基準値 3.5〜5.0 mEq/L

低値

低値
K摂取不足（飢餓、神経性食思不振症）。

K喪失の増加（利尿薬投与、原発性アルドステロン症、尿細管性アシドーシス、下痢、嘔吐、熱傷）。

細胞内へのK移動の増加（アルカローシス、インスリン注射、低K血症性周期性四肢麻痺）。

検査の目的

» カリウムは細胞内に高い濃度で存在し、体液の浸透圧や酸

　単位の読み方　mEq/L ➡ ミリ当量パーリットル

本書の臨床検査の検査項目別の基本構成は下のとおりです。看護に必要な数式（第7章）では、数値を算出する数式とその使い方、実際にその数式を使って算出した例を載せています。

検査の方法
検査対象を測定・検出する検査方法、検査上の注意を載せています。

塩基平衡にかかわり、神経の興奮伝導、筋肉の収縮、細胞内酵素の活性化などに重要な役割を果たす。
» 血清カリウム値に異常があると、神経や筋肉の活動に障害が現れ、不整脈、筋力低下、感覚異常、麻痺性イレウスなどを起こすことがある。
» 水・電解質の異常、酸塩基平衡異常、神経・筋症状が見られるときに、検査を行う。

検査の方法
» 電極法による。採血した血液を分析器にかけて測定する。
» カリウムは血清中よりも血球中に多くふくまれるため、採血した後に長時間放置すると、溶血して血清中の値が見かけ上、高値になってしまうので注意する。

検査結果からわかること
» 高値は、心室細動などの重篤な不整脈を起こす可能性があり、とくに危険である。血清カリウム値が5.5 mEq/L以上になると心電図検査が必要になる。
» 低値では、筋肉に障害が出て、重症の場合には筋肉麻痺が起こる。3.0 mEq/L以下で要注意、2.5 mEq/L以下は重症。

🐰 **観察&看護のポイント**
» 高値、低値ともに心電図のモニタリングが必要である。
» カリウムが不足すると便秘や脱力感が最初に現れる。このような症状があるときは血清カリウム値をチェックする。低値の場合はカリウムを補給するが、静注する場合にはゆっくりと行い、決して急速に注入しないようにする。

157

3 血液生化学検査

検査結果からわかること
検査の結果から、何がわかるかを簡潔に説明しています。

章タイトル
各章と検査項目の分類がすぐにわかるようになっています。

観察&看護のポイント
検査を通して、患者に対して行うべきケアや注意事項について解説しています。

第**1**章　尿・便・髄液検査

第**2**章　血液一般検査

第3章　血液生化学検査

第4章 免疫・血清検査

第5章 腫瘍マーカー検査

第6章 薬物濃度検査

第7章 看護に必要な数式

尿・便・髄液検査

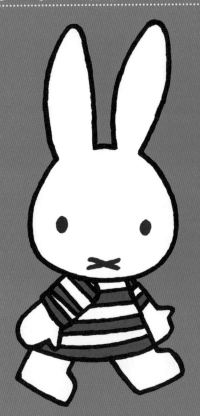

尿量
urinary volume

基準値と異常値の原因

多尿（2500mL/日以上）
尿崩症、糖尿病、急性腎不全の利尿期、慢性腎不全の多尿期、心不全。

基準値　1000〜1500 mL/日（成人）

乏尿（400mL/日以下）
急性腎炎、急性腎不全、慢性腎不全の末期、高熱・脱水・嘔吐・発汗。

無尿（100mL/日以下）
重症の腎炎、ネフローゼ症候群、ショック、前立腺肥大症、膀胱・尿路腫瘍、神経因性膀胱。

検査の目的

» 尿量検査は腎機能、尿路系の通過状態、抗利尿ホルモン (ADH) 分泌能などを評価するのに有効である。

» 健康な成人の場合、1時間につき体重1kg当たり約1mLの尿が生成される。1日では1000〜1500mL/日が排泄される。

» 尿量は、水分摂取量、発汗量、腎臓での濃縮力、電解質・尿素など排泄される溶質の量、抗利尿ホルモン（ADH、バソプレシン）などのホルモンによって左右される。

検査の方法

» 24時間蓄尿による検査。

検査結果からわかること

» 尿量の多少によって腎機能障害、尿路の通過障害による排尿障害などがわかる。

観察&看護のポイント

» 尿量の計測は、通常、入院患者本人が行う。

» 高齢者など、尿をためるのを忘れてしまうことがあるので、尿を捨てずに全部ためるように指導する。

» 飲水量、発汗などにより、同一個人でも尿の色が1日のうちで容易に変化することを患者に伝える。

» 随時尿での検査で自然排泄により採尿する場合、外尿道での汚染を防ぐために中間尿を採取するのが原則である。

» カテーテルによる採尿の場合は、外尿道口とその周囲を十分に消毒した後、カテーテルを膀胱まで挿入して採取する。この際、カテーテル挿入操作による尿路感染を起こさないよう、無菌操作を徹底する。

» 持続導尿中の尿を用いる場合、管内にたまっていた尿は使用しないほうが望ましい。

尿比重
urine specific gravity

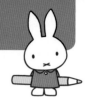

基準値と異常値の原因

高値
糖尿病、発熱・嘔吐・下痢などによる脱水。

基準値　1.002〜1.030

低値
下垂体性尿崩症、糸球体腎炎、腎盂腎炎。

検査の目的

» 尿の比重とは、尿中に溶けている固形成分の量を示す。病的状態では糖・タンパクなどの影響を受けて比重が変わるため、糖尿病（高比重になる）などの診断に利用できる。

検査の方法

» 尿比重計や屈折計法、尿中の陽イオンを測る試験紙法など。
» 尿の温度で補正する。15℃より高ければ3℃ごとに0.001をプラス。15℃より低ければ3℃ごとに0.001をマイナス。

検査結果からわかること

» 尿が希釈された低比重の状態では、尿崩症を疑う。
» 高比重では、尿糖が増えているか、脱水の可能性がある。

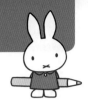

尿検査

尿浸透圧
urine osmolality

1

尿・便・髄液検査

基準値と異常値の原因

高値
ADH分泌過剰（SIADH、浮腫）、浸透圧利尿、腎不全。

基準値　50〜1300 mOsm/L

低値
ADH分泌低下、腎糸球体機能低下、腎性尿崩症など。
尿濃縮機能が低下すると低値になる。

検査の目的

» 尿浸透圧は、口渇による水分摂取と抗利尿ホルモン（ADH）
を介した尿量によって調節される。

» 脱水や昏睡状態における体液恒常性を表す指標となる。

» 血中Naの異常、ADH分泌異常、腎における尿の希釈や濃
縮異常の原因判定に用いられる。

» 急性腎不全の診断の参考にも用いられる。

検査の方法

» 氷点降下法により体液の濃縮・希釈の傾向を知る。

単位の読み方　mOsm/L ➡ ミリオスモルパーリットル

尿検査

尿糖
urinary glucose

基準値と異常値の原因

陽性

糖尿病、甲状腺機能亢進症、クッシング症候群、慢性膵炎による血糖高値。

腎性糖尿、慢性腎炎などによる糖排泄閾値（いきち）の低下。

基準値 陰性 130 mg/日以下

検査の目的

» 一般に、血糖値が160〜180mg/dL以上になったとき、尿中に糖が現れる。糖が現れる値を排泄閾値という。ただし、尿に糖が出たからといって、ただちに糖尿病とは判定できない。

» 糖尿病のスクリーニングとして検査される。

検査の方法

» 尿に尿検査試験紙をつけ、反応する色の変化で判定する。

» サプリメントなどでビタミンCを大量に服用している場合、偽陰性になることがある。

» 尿中に細菌が存在すると糖を消費するため、尿糖が低下す

ることがある。採尿後は冷所で保存し、すみやかに検査する必要がある。

検査結果からわかること

» 糖代謝異常によって血糖が高値になったり、腎臓での糖の排泄閾値が低いと尿中に糖が出る。

» 早朝空腹時に尿糖が出た場合は、糖尿病を疑う。

» 尿に糖が出ない糖尿病もあるので注意する。

» 糖尿病の確認には、血糖検査、ブドウ糖負荷試験、ヘモグロビンA1c (HbA1c) 検査などを行う (P.130〜135)。

観察&看護のポイント

» 糖尿病のスクリーニングとして実施されるが、糖尿病の診断には血糖検査 (P.130) のほうが重要である。

» 腎性糖尿の場合、先天的に排泄閾値が低いために尿糖が陽性になるが、糖尿病と違って血糖値は高くないので血管障害は起こさない。患者に対しては不安にならないよう指導する。

» 食後などでは、糖尿病でなくても尿糖が陽性になることがあるので注意する。

» 尿糖は簡単な検査として健康診断や人間ドックなどで行われているが、糖尿病を正確に診断するには血糖検査で血糖値が高いかどうかを確認する。

尿ケトン体
urine ketone bodies

基準値と異常値の原因

陽性

糖尿病、飢餓、摂食障害、発熱、アルコール多飲、過脂肪食など。

  基準値 陰性（－）

検査の目的

» ケトアシドーシスの発見に用いる。

» 糖質の供給が不足したり、十分に利用できていない場合、かわりに脂肪が分解されエネルギー源として利用される。その分解産物の脂肪酸が不完全燃焼してケトン体（アセト酢酸、βヒドロキシ酪酸、アセトンの総称）が生成され、尿中に出る。

検査の方法

» 試験紙法を用いる。

» アセト酢酸は容易にアセトンに変化して揮発するほか、ケトン体は細菌のエネルギー源として利用されて減少するので、新鮮尿で2時間以内に検査する。

» 生理的変動として、運動後や過度の空腹時に陽性を示すことがある。

» セフェム系薬剤や高度の着色尿で偽陽性を示すことがある。

» ケトン体が陽性の場合には、尿pHも酸性に傾く。アシドーシスを確認するためには、動脈血ガス分析を行う。

検査結果からわかること

» 糖尿病によるコントロール不良で陽性になる。

» ケトン体の出現は生体にとって危険警告であり、ケトアシドーシスなど緊急の処置が必要になることがある。

観察&看護のポイント

» ケトン血症、アセトン臭の有無に注意する。ケトン尿とともに、この3つの兆候があるときにケトーシスと呼ぶ。アセトン以外のケトン体は比較的強い酸で、これらが増えて血液が酸性に傾いた状態がケトアシドーシスである。

» 食事や運動にかかわらず、持続的に多量の尿ケトン体が認められるときは、高血糖、脱水症の可能性がある。

» 意識障害を認めるときは、糖尿病性昏睡の可能性があるので意識レベルに注意する。

» 尿ケトン体とともに高血糖を認めるとき、電解質バランスや酸塩基平衡の異常を認めるときには、ただちに医師に報告する。

» 糖尿病患者の場合は、インスリン投与とともに水分補給をする。

» 糖質が不足している場合は、その補給をする。

尿タンパク
urine protein

基準値と異常値の原因

陽性

腎前性タンパク尿陽性
多発性骨髄腫（ベンス-ジョーンズタンパクが陽性のとき）など。

腎性タンパク尿陽性
急性腎炎、慢性腎臓炎、慢性腎盂腎炎、ネフローゼ症候群、糖尿病性腎症、SLE、尿細管障害など。

腎後性タンパク尿陽性
尿路感染症、尿路結石症、尿路腫瘍、膀胱炎など。

 基準値　陰性（－）　偽陽性（±）

検査の目的

» 腎・尿路系疾患などのスクリーニング検査として重要である。

» 電解質など分子量の小さな物質は腎糸球体を通過するが、タンパク質のように分子量が大きな物質は容易に濾過されない。そのため尿中にタンパク質がもれ出ている場合は、腎糸球体に障害のある腎炎や尿路感染症、尿路出血などの疑いがある。

検査の方法

» 通常は尿検査試験紙を用いる。尿に浸した試験紙の色の変化から、タンパク質の有無を判定する。

» 尿中のタンパク量を正確に測るには、ピロガロールレッド法などで尿生化学検査を行う。

» 一般に、試験紙法では、多発性骨髄腫で出るベンス - ジョーンズタンパクなどは検出されない。

» 防腐剤や洗浄剤の第4級アンモニウム化合物が尿中に混入すると、偽陽性になることがあるので要注意。

検査結果からわかること

» 試験紙が黄色のまま変わらない場合は、陰性。

» 黄緑色〜青色に変色する場合は陽性で、腎疾患や尿路疾患を疑う。色の変化は、タンパク量に応じる。

観察&看護のポイント

» 健常者でも、運動後やストレス、発熱時などには尿タンパクが陽性になることがあるので注意する。

» 急性腎炎は溶連菌感染後に発病することがあるので、検査前に咽頭炎にかかっていないか確認しておく。

» タンパク質が大量に出て浮腫が強い場合には、ネフローゼ症候群の可能性がある。この場合、副腎皮質ステロイド薬での治療が行われるが、長期間にわたって服用することが多いので、高血圧や易感染性などの副作用への注意が必要となる。

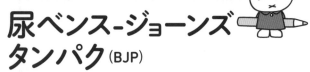

尿ベンス-ジョーンズ
タンパク（BJP）

Bence-Jones protein

基準値と異常値の原因

陽性

陽性
多発性骨髄腫、原発性マクログロブリン血症、B細胞型慢性リンパ性白血病など。

基準値　陰性（−）

検査の目的

» ベンス-ジョーンズタンパク（BJP）は、骨髄腫患者や原発性マクログロブリン血症患者の尿中に排泄される異常タンパクの一種である。

検査の方法

» 56℃に加熱すると白濁沈殿し、60℃で凝固、さらに100℃に加熱すると再び溶ける性質を利用した定性的な検査法と、免疫電気泳動法がある。

» BJPは試験紙法では検出されにくいので、腰痛などで多発性骨髄腫が疑われる患者のBJPの有無を見る場合には、定性検査や免疫電気泳動検査が必要である。

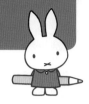

尿ウロビリノゲン
urine urobilinogen

基準値と異常値の原因

陽性

強陽性
急性肝炎、慢性肝炎、肝硬変、溶血性黄疸。

基準値　偽陽性（±）　陽性（＋）

陰性

陰性
胆道の完全閉塞、抗菌薬の長期間使用による腸内細菌の減少。

検査の目的

» 肝胆道系の異常を検出するために行う。

» 胆汁から排泄されたビリルビンが、腸内細菌の作用によってウロビリノゲンになり、一部が腸管から吸収されて血液中に入り、尿中に排出される。

検査の目的

» 試験紙法を用いる。

» ウロビリノゲンは排尿後すぐに酸化されてウロビリンに変化するので、新鮮な尿をただちに検査しないと偽陰性になることがある。

尿ビリルビン
urine bilirubin

基準値と異常値の原因 ....

陽性

陽性

急性肝炎、慢性肝炎、肝硬変、肝がん、胆石症。肝炎や閉塞性黄疸では、胆汁への排泄が阻害されたビリルビンが血液中に逆流して高濃度となり、腎臓から尿中に出るようになる。

 基準値　陰性（－）

検査の目的 ....

» 肝胆道系の異常を検出するために行う。

» ビリルビンは、赤血球が肝臓で分解されたときにつくられる胆汁色素で、胆汁中に排泄されるため、通常は尿に出ない。

検査の方法 ....

» 試験紙法を用いる。

» ビリルビンは光により酸化分解し、含有量によっては1～4時間で検出できなくなるので、新鮮尿で検査する。

尿色調
urine color

基準値と異常値の原因

濃い
赤色は血尿、暗赤褐色はヘモグロビン尿、黄褐色は
黄疸。

 基準　淡黄色で透明（新鮮尿）

薄い
腎不全、尿崩症。

検査の目的

» 尿の色から疾患の有無を推測する。ただし、尿の色が濃い
ことと、病的な成分が混じっていることは別のことである。

検査の方法

» 肉眼による観察。尿を採取した時間を確認する（時間がたつと
黒みが増すため）。

検査結果からわかること

» 尿が赤い場合は血尿が多いが、ヘモグロビン尿、ミオグロ
ビン尿のこともある。

» 色が薄くて透明な尿でも、糖尿病や腎不全の場合がある。

α_1-ミクログロブリン
（α_1-MG）

alpha$_1$-microglobulin

基準値と異常値の原因

高値
腎糸球体障害または尿細管障害の疑いがある。

基準値 **0.9〜2.7 mg/L（尿）**

低値
肝機能低下が疑われる。

検査の目的

» 腎糸球体、腎尿細管機能の指標として検査する。

» α_1-MGは肝臓でつくられる血漿タンパク質の1つで、分子量が約3万と小さい。通常は大部分が尿細管で再吸収されるが、腎尿細管機能に障害が起きると再吸収ができなくなり、尿中に多く排出される。

検査の方法

» EIA法などを用いる。

検査結果からわかること

» 高値の場合は、早期からの腎機能低下を示す。

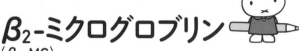

β_2-ミクログロブリン
(β_2-MG)
beta$_2$-microglobulin

基準値と異常値の原因 ....

高値

尿中高値（血中低値）
間質性腎炎、尿細管アシドーシス、急性尿細管壊死、薬剤・重金属による腎障害。

尿中高値（血中高値）
尿毒症、慢性腎不全、糖尿病性腎症、悪性腫瘍、自己免疫疾患、肝疾患など。

基準値 **30～370 μg/日（蓄尿）**
5～250 μg/L（随時尿）

検査の目的 ....

» β_2-MGは分子量約1万1800。腎尿細管で再吸収されるので、尿細管に障害があれば、尿中排泄が増加する。

» β_2-MGはすべての有核細胞に存在する。悪性腫瘍や自己免疫疾患の場合には産生が増加し、尿細管障害がなくても尿中排出が増加する。

検査の方法 ....

» ラテックス凝集比濁法を用いる。

» 24時間蓄尿がむずかしい場合は、早朝尿で判定する。

単位の読み方　μg/日➡ マイクログラムパーデイ
　　　　　　　μg/L ➡ マイクログラムパーリットル

尿中N-アセチル-β-D-グルコサミニダーゼ (NAG)

N-acetyl-β-D-glucosaminidase

基準値と異常値の原因

高値
急性尿細管壊死、間質性腎炎（活動性）、糸球体腎炎（活動性）、ネフローゼ症候群。

基準値 1.8〜6.8 U/日（蓄尿）
1〜4.2 U/L（随時尿）

低値
腎実質細胞の減少をきたす病態、慢性腎不全。

検査の目的

» NAG は、腎臓の近位尿細管にふくまれる酵素。糖の分解酵素の一種で、通常は尿中に出ることはない。尿細管上皮が傷害を受けると尿細管からもれ出て尿に排泄される。

» 腎臓の尿細管、とくに近位尿細管の障害を早期発見するための指標となる。

検査の方法

» 蓄尿したものを生化学検査で定量する。

» 尿中β₂-ミクログロブリン (P.27) を同時に測定するとよい。

» NAG活性は朝高く、日中から夜間にかけて低い日内変動があるうえ、尿量に大きく左右されるため、24時間蓄尿による1日排泄量で判定するのが望ましい。

» 24時間蓄尿がむずかしい場合は、早朝尿で測定する。

» 室温では活性が低下するため、検体は冷蔵または冷凍保存する。

検査結果からわかること

» 高値の場合、急性尿細管壊死、間質性腎炎、糸球体腎炎、ネフローゼ症候群などが疑われる。そのほか、糖尿病性腎炎、腎障害 (薬剤によるもの)、腎移植によっても高値を示す。

観察&看護のポイント

» 細菌の増殖などによりpHがアルカリ性に傾くと、活性が低下して低値を示すことがある。

» 高血糖、高血圧でも高値を示すことがあるので注意する。

» 急性尿細管壊死は重症になることがあり、腎毒性薬物の投与中は、とくに注意を要する。

» 急性間質性腎炎の場合、膿尿・発熱が症状として現れることが多い。

» NAGの値が薬剤投与後すぐに上昇する場合、腎不全に移行しやすい。

» 腎移植後の上昇は、拒絶反応の指標になる。

» 腎障害があるにもかかわらず低値を示す場合は、高度の障害がある可能性が高い。

尿潜血
urine occult blood

陽性

ミオグロビン尿を認めるとき 筋ジストロフィー、筋炎、クラッシュ症候群。

ヘモグロビン尿を認めるとき 溶血性貧血、不適合輸血。

赤血球・ヘモグロビン尿を認めるとき 腎・尿路系からの出血。

 基準値 陰性（ー）

検査の目的

» 尿に血液が混じっているかどうかを調べる検査。

» 尿潜血は、尿中に赤血球が20個/μL、ヘモグロビンで0.06mg/dL排泄されると陽性 (1 +) となる。

» 尿中に0.1％の血液が混じっている場合、肉眼でも確認でき、これを肉眼的血尿と呼ぶ。血尿は腎臓疾患、尿路系疾患、全身の出血傾向などで現れる。

» 腎がんや膀胱がんなど重大な疾患があるので、陽性になった場合は、必ず原因疾患を確認することが重要である。

検査の方法

» 一般には試験紙法で、尿中の血液ヘモグロビンを検出する。

» 血液以外のミオグロビンが出ていても陽性になり得るので、注意が必要となる。

» 検体はできるだけ早朝第1尿の中間尿を用い、採尿後1時間以内に検査することが望ましい。

検査結果からわかること

» 陽性の場合、腎出血、腎腫瘍、腎結核、腎結石、急性腎炎、尿路結石、尿管腫瘍、膀胱炎、尿道炎、前立腺炎、膀胱結石などの疑いがある。

観察&看護のポイント

» 肉眼的血尿を認めるときや、ミオグロビン尿により急性腎不全を起こしたときは医師に報告すること。

» ビタミンCの服用で偽陰性になることがあるので、服用中の薬を確認する。

» 月経時には血液が混入して陽性反応が出ることが多いので、潜血反応検査は控える。月経中から月経後1〜2日は検査を避けるのが望ましい。

» 激しい運動でも陽性を示すことがあるので、運動の状況を記しておく。

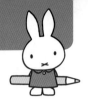

尿検査

尿pH
pH of urine

基準値と異常値の原因

高値〈アルカリ性〉
アルカローシス、原発性アルドステロン症、腎不全、腎結石（リン酸塩、炭酸塩）、尿路感染症。

基準値　5.0〜7.5（6.0付近が多い）

低値〈酸性〉
アシドーシス、糖尿病、痛風、結石症（尿酸、シスチン、シュウ酸塩）、アルコール中毒。

検査の目的

» 尿のpHを測定することにより、体内の酸塩基平衡状態がわかり、障害の推測ができる。
» pH 5.0未満の持続性の酸性尿は病的である。
» pH 7.5を超える持続性のアルカリ性尿は病的である。

検査の方法

» 試験紙法による。
» 尿を長時間放置しておくと、細菌が増殖するためにアンモ

ニアが発生し、尿pHがアルカリ性に傾く。採尿後はすみやかに検査する。

» 肉類などの動物性食品を摂取すると酸性尿に、また野菜、果物など植物性アルカリ食品を摂取するとアルカリ性尿となるなど、飲食物に影響を受けやすい。

» 食後1時間以内、立位数時間後はアルカリ性となる。

検査結果からわかること

» pH値が高いアルカリ性尿はアルカローシスである。

» pH値が低い酸性尿はアシドーシスである。

観察&看護のポイント

» pH 4.0以下またはpH 8.0以上の異常値を示すことはまれで、検体の取り扱いや検査の誤りであることが多い。

» 尿pHは生理的変動が大きいため、これだけで病的かどうかを判断することは困難である。そのためほかの検査成績と組み合わせて判定する。

» 酸塩基平衡の異常があるときは、医師に報告する。

» 動脈血液pHは7.38〜7.42と、ごく狭い範囲に維持され、pHが低いとアシドーシス、高いとアルカローシスという。いずれの場合も、早急に対応する必要がある。

» アシドーシス、アルカローシスの有無と程度は、正確には動脈血ガス分析で判定するが、尿でも簡易的に判定できる。とくに、糖尿病患者で血糖コントロールが不良、ケトン体が尿中に出る場合には尿pHが低くなる。この場合も、すぐに医師に連絡し、適切な処置を行う必要がある。

尿沈渣
urinary sediment

基準値と異常値の原因

	基準値	異常値	疾患など
赤血球	<2個/毎視野	1視野 多数	腎・尿路系疾患の疑いがある
白血球	<4個/毎視野	1視野 多数	腎・尿路系炎症の疑いがある
上皮細胞	扁平上皮が少数	多数	腎・尿路系炎症や、尿管・膀胱腫瘍では異型上皮を認めることがある
円柱	硝子円柱が少数見られることがある	多数	糸球体病変、尿細管病変
結晶	尿酸・リン酸・シュウ酸などの結晶が見られることがある	多数	病的結晶
細菌	<4個/毎視野	多数	膀胱炎など尿路感染症

検査の目的

» 尿中にある有形成分を顕微鏡で見ることで、腎・尿路系疾患の診断に用いる。

検査の方法

» 尿を遠心分離して、得られる沈殿成分を顕微鏡で観察し、異常成分の検出を行う。

» 沈渣成分には、血球成分（赤血球、白血球）、上皮細胞、円柱、結晶、酵母、寄生虫などがふくまれる。

» 検査には新鮮尿を用い、採尿後4時間以内に検査する。

検査結果からわかること

» 異常成分の出現は糸球体腎炎、尿路結石症、腎・尿路系疾患が疑われる。

観察&看護のポイント

» 赤血球が多数見られたり、異常細胞が出現する場合には、腎がんや膀胱がんなど、悪性腫瘍の可能性がある。

» 尿検査から腎臓や尿路系に異常が疑われる患者は、必ず尿沈渣の結果も確認する。

» 尿沈渣は、通常は染色しないが、膀胱がんなどでがん細胞が尿中にあると疑われる場合はパパニコロウ染色などを施す。

» 女性の場合、外陰部に腟の分泌物中の成分（赤血球、白血球、常在細菌、細胞成分など）が混じりやすいので、採尿にとくに注意が必要となる。女性の尿沈渣検査では、局所を消毒綿などで清拭後、中間尿について検査する。

妊娠反応
pregnancy test

基準値と異常値の原因

陽性
妊娠以外に胞状奇胎（ほうじょうきたい）、絨毛（じゅうもう）がん。

非妊娠　陰性（−）

検査の目的

» 妊娠すると、尿中や血液中にヒト絨毛性ゴナドトロピン（hCG）というホルモンがふくまれるため、尿中のこれらのホルモンの有無を調べ、妊娠しているかどうかを判定する。

» 胞状奇胎、絨毛がんの診断にも用いられる。

検査の方法

» ラテックス凝集法などを用いる。

» 基本的に朝起きたとき、最初に出た尿を採取して検査する。ただし、妊娠5週以降（次の月経予定日の約1週間後）でなければ判定できない。

検査結果からわかること

» 陽性だった場合には、内診や超音波検査によって妊娠を確認する。

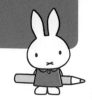

尿細胞診
urine cytology

基準値と異常値の原因

陽性（class Ⅳ、Ⅴ）
膀胱がん、腎盂・尿管がん、前立腺がんなど全尿路系の悪性腫瘍の存在が疑われる。

基準値　class Ⅲ以下（偽陽性、陰性）

検査の目的

» 尿中に正常では見られない細胞（異型細胞）が出ていないかを調べ、膀胱がん、腎盂・尿管がんの診断に用いる。

» class Ⅰ〜Ⅴに分類されるが、ⅣまたはⅤの場合、膀胱がんや腎盂・尿管がんの存在が疑われる。Ⅰ〜Ⅱだったとしても、これらのがんが否定されるわけではない。

検査の方法

» パパニコロウ染色法による。

検査結果からわかること

» class Ⅰ、Ⅱであれば陰性（異常なし）。Ⅲの場合は偽陽性で、精密検査を要する。Ⅳは陽性。がんと診断されるが、なお精密検査が必要。Ⅴは明らかながんと診断される。

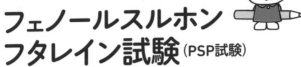

尿検査

フェノールスルホン フタレイン試験（PSP試験）

phenolsulfonphthalein excretion test

基準値と異常値の原因

 基準値　15分排泄率　25%以上

低値

腎疾患（糸球体腎炎、腎盂腎炎、間質性腎炎、慢性腎臓病など）、尿路閉塞（前立腺肥大症、前立腺腫瘍、神経因性膀胱）、脱水、浮腫。

検査の目的

» ピンク色の色素であるPSPを静脈に注射して、尿中に排泄されたPSP量を測定すると、腎血流量、近位尿細管機能、尿路通過状態が明らかになるので、腎疾患のスクリーニングができる。

» 今日では、この試験はほとんど行われていない。

検査の方法

» Chapman-Halsted変法を用い、排泄された尿の色調を比色して検査する。

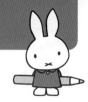

便色
stool color

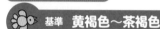

基準値と異常値の原因

基準 黄褐色～茶褐色

色の異常

黒ずんでいる（タール便）、血が混じっている（血便、粘血便）、白っぽい灰白色便の場合は、消化器系の異常が疑われる。また、飲食やバリウム検査、薬剤に影響されることもある。

形態の異常

正常便は固形便。軟便、泥状便、水様便は腸の栄養分や水分の吸収障害が疑われる。

検査の目的

» 便の状態から消化器系の異常の有無を見る。便の色のほか、形状についても観察する。

検査の方法

» 肉眼的に観察する。

» 便は新聞紙、トイレットペーパーなどを敷き、その上に排便させて採取する。

» 排便の状態 (回数、量、硬さ) にも注意する。

便潜血
fecal occult blood

基準値と異常値の原因

陽性

陽性

潰瘍（胃十二指腸潰瘍、潰瘍性大腸炎）。

腫瘍（大腸がん、大腸ポリープ、胃がん）。

炎症（急性胃粘膜病変、クローン病、憩室炎）。

その他（食道静脈瘤破裂、痔核）など。

 基準値 陰性（－）

検査の目的

» 口から肛門に至る消化管のどこかの部位に出血があると、便中に赤血球ヘモグロビンが出る。肉眼ではわからない、ごく微量の血液でも検出でき、潰瘍や悪性腫瘍などの診断に役立てられている。

» 大腸がんのスクリーニングに利用される。

検査の方法

» ヘモグロビンに対するモノクローナル抗体による免疫法で検査する。

» 採便後はすみやかに検査する。

» 適量を採便し、採便容器内の液体は捨てない。容器内液はヘモグロビンを安定させる試薬である。

検査結果からわかること

» 陽性であれば、消化管のがんや潰瘍が疑われるほか、炎症の可能性もある。

観察&看護のポイント

» 大腸がん検診の場合は、食事制限しなくてもよい。

» 上部消化管からの少量の出血では、小腸内でヘモグロビンが変性してしまうため、偽陰性となりやすいので注意する。

» 便に血液を混入させないように、痔出血や月経などの有無を確認する。

寄生虫卵
parasite egg

基準値と異常値の原因

陽性
寄生虫（回虫、蟯虫、鉤虫、条虫、吸虫、線虫など）の感染。

基準値　陰性（−）

検査の目的

» 寄生虫の多くは、食品の汚染などによって経口的に卵や幼虫の状態で人体に入る。

» 人体に入った卵や幼虫は、体内で繁殖し、その一部や虫卵が便に混じって出てくるため、便を検査する。

» 皮膚から経皮的侵入により感染する寄生虫もある。

» 海外旅行先で感染する例が、近年増加している。

検査の方法

» 寄生虫症が疑われる場合、便を採取して虫卵や原虫の有無を調べる。また、蟯虫の場合は、起床時に肛門付近にセロハンテープを貼りつけて検査する。

検査結果からわかること

» 陽性の場合は、寄生虫を同定する。

寄生虫の感染経路

回虫➡卵のついた生野菜の摂取により感染する。

蟯虫➡経口的に感染し、就寝時に肛門付近に産卵、さらに手などから再び感染する。

鉤虫➡おもに経口的に感染する。また経皮的に侵入することもある。

条虫➡サケ、豚、牛などに寄生し、加熱不十分な状態で摂取することで感染する。

吸虫➡糞便から貝類→淡水魚→人体に感染する。

観察&看護のポイント

» 現代でも寄生虫症には注意する。

» とくに海外で生の食品を食べて感染することが多いので、海外渡航歴があり、腹痛や消化不良を訴える人などに検査する。

» 検査は便が新鮮なうちに行う。

» 蟯虫症の疑いがある場合には、家族全員についても検査する。

» 治療は、駆虫剤の服用で行われる。

髄液細胞数
spinal fluid cell counts

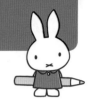

基準値と異常値の原因

増加

リンパ球増加

結核性髄膜炎、真菌性髄膜炎、ウイルス性髄膜炎、急性灰白脊髄炎、脳脊髄梅毒、腫瘍細胞の浸潤。

多核白血球増加

細菌性（化膿性）髄膜炎、流行性髄膜炎、中耳炎などの硬膜外炎症の波及、結核性髄膜炎の急性期。

 基準値　0〜5個/μL

検査の目的

» 髄膜炎などの感染症や、脳腫瘍、脳炎など中枢神経系の炎症性疾患の診断に用いられる検査。

» 髄液細胞数が6個以上の場合は異常で、染色して細胞を同定する。

検査の方法

» 腰椎穿刺（ようついせんし）などの方法で髄液を採取する。髄液中の細胞変性は非常に早いので、すみやかに検査を開始する。

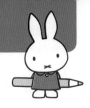

髄液タンパク
cerebrospinal fluid protein

基準値と異常値の原因

高値

高値

炎症があるとき 化膿性髄膜炎、結核性髄膜炎、進行性麻痺、脊髄癆、脳脊髄梅毒、ウイルス性脳炎。タンパク濃度が高いと炎症性疾患が疑われる。

出血があるとき 脳出血、クモ膜下出血。

その他 筋萎縮性側索硬化症（ALS）、パーキンソン病など。

基準値 10〜40 mg/dL

低値

低値

髄液漏、甲状腺機能亢進症。

検査の目的

» 感染症のほか、さまざまな中枢神経系疾患の診断に用いる。

検査の方法

» 腰椎穿刺などの方法で髄液を採取する。

» ピロガロールレッド法を用いる。

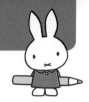

髄液糖
cerebrospinal fluid glucose

基準値と異常値の原因

高値
糖尿病で顕著に増加する。そのほか、脳腫瘍、脳出血、尿毒症、てんかん発作でも増加する。

基準値 50〜75 mg/dL

低値
細菌性脳脊髄膜炎、低血糖、クモ膜下出血など。細菌が糖を消費するため髄液糖が減少する。

検査の目的

» 髄液糖値は血糖値の約3分の2の値を取り、血糖値より1〜2時間遅れて増減する。

検査の方法

» 固定化酵素電極法を用いる。
» 髄液糖は血糖に遅れて増減することから、同時に血糖値の測定もすることが望ましい。

第 2 章

血液一般検査

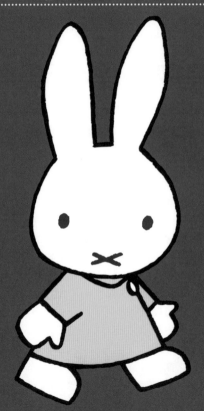

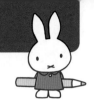

ヘモグロビン(Hb)
hemoglobin

基準値と異常値の原因

高値
脱水、多血症など。

基準値　男性 14〜18 g/dL　女性 12〜16 g/dL

低値
各種貧血、白血病、妊娠など。

検査の目的

» ヘモグロビンは赤血球内にある鉄原子をふくむタンパク質で、酸素と結合して全身組織へ酸素を運搬する。

» 血液の単位容積当たりのヘモグロビン濃度が減少した状態を貧血という。WHOの定義では、男性で13g/dL未満、女性で12g/dL未満、高齢者では11g/dL未満を貧血としている。これは、全身への酸素供給が低下している病態を指している。

» ヘモグロビン濃度は、貧血、多血症など、赤血球造血に異常のある疾患の診断と重症度の判定に用いられる。

　単位の読み方　g/dL ➡ グラムパーデシリットル

検査の方法 ‧‧‧

» 採血後、自動血球計数機で測定する。

検査結果からわかること ‧‧‧‧‧‧‧‧‧‧‧‧‧‧‧‧‧‧‧‧‧‧‧‧‧‧‧‧‧‧‧‧

» ヘモグロビン濃度が低下するにつれて、貧血は重症となる。

» 一般に、ヘモグロビンが10g/dLまでの貧血を軽度、8〜10g/dLを中等度、8g/dL未満を高度貧血とする。ただし、同じヘモグロビン濃度が低下する場合でも、発現の速度によって重症度は異なるので注意する。

» ヘモグロビン濃度が10g/dL以下の場合は、通常は治療が必要となる。

観察&看護のポイント

» ヘモグロビン濃度が急速に低下している場合は、出血や溶血を起こしている可能性がある。その場合は、輸血が必要になることもあるので注意する。重症患者や手術後の患者は定期的にチェックする。

» 大量出血によるショック・意識障害時は、すみやかに医師に報告する。

» 多血症による血栓症発症時（心筋梗塞、脳梗塞、肺梗塞など）も医師に報告する。

» 多血症では水分をまめにとらせるようにする。また、血栓症を予防するため、下肢の運動や歩行をすすめる。

» 貧血時には安静を保持し、必要に応じて酸素吸入を行うなどの処置をする。

赤血球数 (RBC)
red blood cell

基準値と異常値の原因

高値
真性多血症など。

基準値 男性　410万〜530万 /μL
　　　　女性　380万〜480万 /μL

低値
各種貧血、白血病。

検査の目的

» 赤血球は、胸骨や腸骨、大腿骨の内部にある骨髄の幹細胞でつくられている血液の主成分で、身体各部の組織に酸素を運ぶ。

» 赤血球数の状態により貧血あるいは多血症などを診断する。

検査の方法

» 採血後、自動血球計数機で測定する。

» 抗凝固剤 (EDTA塩) を使用し、採血後はすみやかに転倒混和して血液凝固を防ぐ。

» 採血のとき、気泡が混入すると溶血を起こし、正確なデータが得られなくなるので注意する。

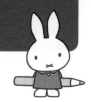

ヘマトクリット (Ht)

hematocrit

基準値と異常値の原因

高値
真性多血症、二次性赤血球増加症。

基準値 男性 40〜48% 女性 36〜42%

低値
鉄欠乏性貧血、再生不良性貧血、悪性貧血、白血病。

検査の目的

» 血液中の赤血球の容積比率を測定することにより、貧血の診断や重症度を判断するときに用いる。

検査の方法

» 採血後、自動血球計数機で測定する。

検査結果からわかること

» ヘマトクリット値もしくはヘモグロビン濃度が急速に低下している場合は、出血や溶血を起こしている可能性がある。

» ヘマトクリット値が高い場合は、血液の流れが悪くなり、梗塞などの循環障害を起こしやすいので注意する。

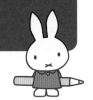

赤血球指数 (恒数)
erythrocyte indices

> 基準値
> MCV　　81〜99 fL
> MCH　　26〜32 pg
> MCHC　32〜36 % （または g/dL）

異常値は次ページの表に示す。

検査の目的

» 貧血が起きる原因としては、①赤血球の産生低下、②赤血球の成熟障害、③赤血球の喪失、④赤血球の体内分布異常などさまざまなものがある。これらを正しく鑑別診断し、それぞれのタイプに適した治療を行う必要がある。

» あらかじめ可能性のある貧血を血球検査から推測し、それに応じて検査をすすめる。この目的のために、赤血球数 (RBC, P.50)、ヘモグロビン濃度 (Hb, P.48)、ヘマトクリット値 (Ht, P.51) から次の各式によって赤血球指数を計算し、貧血を分類して診断する。

赤血球指数の計算式

» **MCV** (平均赤血球容積) ＝ Ht (%) ÷ RBC (百万 / μL) × 10 (fL)

» **MCH**（平均赤血球ヘモグロビン量）

$$= Hb \text{ (g/dL)} \div RBC \text{ (百万/}\mu L\text{)} \times 10 \text{ (pg)}$$

» **MCHC**（平均赤血球ヘモグロビン濃度）

$$= Hb \text{ (g/dL)} \div Ht \text{ (%)} \times 100 \text{ (%)}$$

（検査結果からわかること） ‥‥‥‥‥‥‥‥‥‥‥‥‥‥‥‥‥

» 貧血は大きく分けて、赤血球指数から①小球性低色素性貧血、②正球性正色素性貧血、③大球性正色素性貧血に分けられ、それぞれの原因となる疾患には下表のようなものがある。

赤血球指数による貧血の分類

貧血のタイプ	MCV	MCHC	おもな貧血
小球性低色素性貧血	80以下	31以下	鉄欠乏性貧血、鉄芽球性貧血、サラセミア、慢性炎症
正球性正色素性貧血	81〜100	32〜36	溶血性貧血、再生不良性貧血、白血病、腎性貧血、急性出血
大球性正色素性貧血	101以上	32〜36	巨赤芽球性貧血（ビタミンB₁₂欠乏症、葉酸欠乏症）

観察&看護のポイント

» 貧血は軽い病気と考えられがちだが、再生不良性貧血のように重症で難治性のものもある。

» 貧血と思われた患者が、検査の結果、白血病であることがわかることも少なくない。

» 貧血と診断されれば、原因を確認し、安静の保持や高ビタミン食などのケアが必要となる。

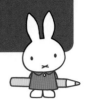

血液一般検査

網赤血球数
reticulocyte count

基準値と異常値の原因

高値
溶血性貧血、鉄欠乏性貧血や悪性貧血の治療開始後の状態。

基準値　0.2〜2.7%（2〜27‰）

低値
再生不良性貧血、悪性貧血、急性白血病、骨髄異形成症候群、骨髄線維症など。

検査の目的

» 網赤血球（網状赤血球）とは、赤血球が成熟する一段階前の未熟な状態の赤血球のことをいう。メチレンブルーなどの色素で染めて顕微鏡で見ると、リボ核酸（RNA）が残っていて網目状に見えるため、このように呼ばれている。

» 網赤血球は、赤血球の骨髄での造血が活発なときには増加し、赤血球造血が抑制されているときには減少する。このため赤血球造血の状態を知るための指標となる。

» 赤血球造血が行われている場合の網赤血球数は、ほぼ3万
　〜10万/μLである。

» 貧血患者の場合、赤血球造血の状態を知ることから鑑別診
　断に役立つ。

» 貧血に対して治療を開始した後、効果が現れると網赤血球
　が急速に増加するので、治療の有効性を知る指標としても
　有用である。

検査の方法 ·······························

» 採血後、自動血球計数機により測定する。

検査結果からわかること ······················

» 貧血の鑑別は、まず赤血球指数 (P.52) から大きく分類し、
　次いで網赤血球数の多寡から分類する。

小球性低色素性貧血 (MCV ≦ 80)

網赤血球数	正常〜低下	血清鉄	低値	鉄欠乏性貧血
		血清鉄	正常〜高値	サラセミア

正球性正色素性貧血 (MCV81 〜 100)

網赤血球数	増加	直接クームス試験	陽性	自己免疫性溶血性貧血
		直接クームス試験	陰性	ヘモグロビン異常症
	正常〜低下	骨髄異常あり		白血病、骨髄異形成症候群、再生不良性貧血
	正常〜低下	骨髄異常なし		甲状腺機能低下症、腎性貧血

大球性正色素性貧血 (MCV ≧ 101)

網赤血球数	増加	溶血性貧血
	低下	巨赤芽球性貧血、骨髄異形成症候群

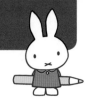

血小板数 (PLT)
platelet count

基準値と異常値の原因

高値

高値
腫瘍性の増加（本態性血小板血症、慢性骨髄性白血病、真性多血症）。
反応性の増加（出血、手術、悪性腫瘍）。

基準値　14万〜40万/μL

低値
血小板産生の低下（再生不良性貧血、白血病、悪性貧血、抗がん薬投与など）。
血小板破壊の亢進（特発性血小板減少性紫斑病〈ITP〉、播種性血管内凝固症〈DIC〉）。
血小板の体内分布異常（肝硬変、脾腫）。

低値

検査の目的

» 血小板は、血管が傷ついて出血した場合、損傷した血管に粘着し、また血小板どうしが集まって血栓をつくることにより止血を行う。

» 血小板が5万/μL以下になると出血しやすくなり、鼻出血、歯肉出血、皮下点状出血などが見られるようになる。

» 血小板数が多すぎる場合は、血栓ができやすくなる。

» 出血しやすい場合または血栓ができやすい場合に、血小板数を検査することで、血小板の異常が原因になっているかどうかを確認できる。

検査の方法

» 採血後、自動血球計数機で測定する。

» 採血は抗凝固剤（EDTA塩）が入った紫色の蓋がついた採血管に採取する。採血時に空気を混入させないよう注意し、抗凝固剤とよく混和する。

検査結果からわかること

» 低値の場合、血小板産生の低下や血小板破壊の亢進、血小板の体内分布異常が疑われる。

» 高値の場合、腫瘍性の疾患に注意する。

観察＆看護のポイント

» 出血傾向のある患者で血小板数に異常がない場合は、血小板機能の異常や凝固・線溶系の異常を考える。

» 抗がん薬投与を受けている患者で、血小板数が5万/μL以下、とくに3万/μL以下の場合は注意が必要。安静にして、必要に応じ血小板輸血を行う。

» 生命に危険の可能性がある出血は、頭蓋内出血や消化管出血である。血小板数が減少している患者が頭痛や腹痛を訴えている場合は、これらの出血の可能性を考えて対処する。

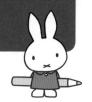

白血球数(WBC)
white blood cell count

基準値と異常値の原因

高値

炎症性疾患、急性感染症、外傷、熱傷、溶血、急性心筋梗塞、急性白血病、慢性白血病、悪性腫瘍、ストレス。

基準値 3800〜9500/μL

低値

無顆粒球症(むかりゅうきゅうしょう)、薬剤アレルギー(抗菌薬、抗けいれん薬、抗甲状腺薬など)、血液疾患(再生不良性貧血、急性白血病、骨髄異形成症候群)、膠原病、肝硬変、抗がん薬投与、放射線障害、エイズなど。

検査の目的

» 白血球には、好中球、好酸球、好塩基球、リンパ球、単球の5種類があり、異物貪食(どんしょく)、殺菌、免疫応答、アレルギー反応などの役割を担っている。

» 白血球数を調べることで、感染症や組織破壊など炎症性疾

患の診断や経過観察、白血病など血液疾患の診断、薬剤副作用のモニターなどに役立てられる。

検査の方法

» 採血後、自動血球計数機で測定する。

検査結果からわかること

» 炎症性疾患、細菌感染症の場合、増加している白血球の多くは好中球である。
» 白血球が増加し、幼若な細胞が見られるときは、白血病の可能性がある。
» 白血球が増加し続ける場合、炎症がまだ治まっていない可能性とともに、白血病などの血液悪性腫瘍も考えられる。

観察&看護のポイント

» 白血球のなかでも、とくに好中球が減少したときは感染症に対する注意が必要。
» 白血球数が1000/μL以下で好中球が500/μL以下の場合、日和見感染症として弱毒菌に感染しやすく、長期化したり重症化する。このため、白血球数が減少している患者を看護する場合には、感染対策にとくに注意しなければならない。
» 好中球が100/μL以下の場合 (無顆粒球症) はきわめて重症で、患者を無菌室に収容して感染対策を十分に行い、顆粒球コロニー刺激因子 (G-CSF) や適切な抗菌薬を使って治療する。
» 薬剤の副作用で好中球が減少することがあるため、薬物治療中の患者には、とくに注意が必要である。

血液一般検査

白血球百分率
differential white blood cell count

基準値と異常値の原因 ･････････････････････････････････

参考値

桿状核好中球	2.0～13.0%
分葉核好中球	38.0～58.0%
好酸球	0.2～6.8%
好塩基球	0.0～1.0%
リンパ球	26.2～46.6%
単球	2.3～7.7%

異常値については次ページの表に示す。

検査の目的 ･････････････････････････････････

» 白血球百分率とは、白血球全体に占める好中球、好酸球、好塩基球、リンパ球、単球の割合を示すもので、「白血球分画」ともいう。これを検査することにより、白血球の質的変化をとらえることができる。

» 白血病細胞など、異常細胞の出現の有無を知ることができる。

検査の方法

» 自動血球計数機を用いる。異常が見つかった場合は最終的に顕微鏡でチェックする。血液塗抹標本をギムザ染色やライト染色などで染色して顕微鏡で観察する。

検査結果からわかること

好中球	増加	急性細菌感染症、外傷、熱傷、梗塞性疾患、慢性骨髄性白血病、中毒、ストレス、副腎皮質ステロイド薬服用など
	減少	ウイルス感染症、急性白血病、再生不良性貧血、薬剤副作用、放射線障害など
好酸球	増加	アレルギー疾患、寄生虫症、皮膚疾患など
	減少	重症感染症、感染症初期、再生不良性貧血など
好塩基球	増加	慢性骨髄性白血病、アレルギー性疾患など
リンパ球	増加	ウイルス感染症、慢性リンパ性白血病、原発性マクログロブリン血症など
	減少	急性感染症の初期、悪性リンパ腫、全身性エリテマトーデス（SLE）
単球	増加	感染症、単球性白血病、無顆粒球症の回復期

観察&看護のポイント

» 白血病や再生不良性貧血などの重症な血液疾患では、診断や経過観察のために血球数の測定や血液像の確認がたびたび行われる。患者には、なぜ頻回にわたる検査が必要なのか、よく説明しておく。

» 血液疾患では、とくに感染症と出血傾向が重要な合併症である。

骨髄像
bone marrow cell differentiation, myelogram

基準値と異常値の原因

	基準値	異常値	原因疾患
有核細胞数	10万〜20万/μL	増加	真性多血症
		低下	再生不良性貧血、骨髄線維症
赤芽球		増加	溶血性貧血
巨赤芽球	50万〜150万/μL	出現	巨赤芽球性貧血
異常細胞		出現	白血病、骨髄異形成症候群、多発性骨髄腫、がん・悪性リンパ腫細胞の浸潤
骨髄		線維化	骨髄線維症

検査の目的

» 骨髄は重要な造血臓器であり、骨髄穿刺（こつずいせんし）によって得られた骨髄液から有核細胞数と骨髄巨核球数を測定すると同時に、ガラス板に塗抹して染色することによって細胞の形態や種類を知り、各細胞の比率を計測する。

» 各種貧血や白血病をはじめとする血液疾患、がんの骨髄転移などの診断、病期の決定、また悪性腫瘍に対する抗がん

化学療法の際の骨髄抑制の有無・程度の判定、治療の効果などの判定のために非常に重要な検査である。

検査の方法

» 骨髄穿刺により骨髄液を採取し、ライト・ギムザ染色する。
» 塗抹標本を顕微鏡で観察して、細胞の分類を行う。また、各血液細胞の形態学的な観察を行い、異常細胞の有無を調べる。

検査結果からわかること

» 貧血や白血病などの血液疾患では特徴的な所見があり、診断が行われる。場合によっては細胞表面抗原、染色体、遺伝子検査も並行して実施し、より精密な診断をしたり、疾患の細分類が行われる。
» がん細胞の骨髄転移や、ゴーシェ病など先天性脂肪蓄積病の診断にも有効で、抗がん薬や放射線による造血障害の判定にも役立つ。

観察&看護のポイント

» 骨髄穿刺検査では、骨髄に比較的太い針を刺すことから不安を覚える患者がいる。手順や局所麻酔をする旨を事前にしっかりと説明しておく。
» 局所麻酔をする前に、患者に麻酔薬に対する過敏性の有無を確認し、検査前、検査中、検査後にバイタルサインを確認することが重要である。
» 骨髄穿刺検査後は、30分〜1時間は安静のため、ベッドに寝かせるようにする。

血液一般検査

赤血球沈降速度

(ESR)

erythrocyte sedimentation rate

基準値と異常値の原因

促進

高度促進

関節リウマチ、全身性エリテマトーデス（SLE）、自己免疫性溶血性貧血、高γ-グロブリン血症。

促進

貧血、悪性腫瘍、白血病、悪性リンパ腫、肝硬変、心筋梗塞、急性・慢性感染症、外傷後、手術後など。

基準値

男性	2〜10mm/hr
女性	3〜15mm/hr

遅延

遅延

播種性血管内凝固症（DIC）、多血症。

検査の目的

» 赤沈、血沈とも呼ばれ、血漿中に浮遊する赤血球が比重によって沈んでいく速度を測定する検査である。

» CRP（C反応性タンパク、P.268）とともに炎症マーカーとして用いられる。

　単位の読み方　mm/hr ➡ ミリメートルパーアワー

» 赤沈は非特異的検査なので、健康な人でも軽度な異常値を示すことがある。また明らかに病気であっても正常値を示すことがあるため、この検査だけで診断を下すことはできない。

検査の方法

» 採血した血液を抗凝固剤と混和して測定管に入れる。やがて赤血球が沈み、血漿が上部に残る。液の上端から赤い部分の最上端までの長さを赤沈と判定する。1時間にどれだけ沈んだかを見る。

» 血液と抗凝固剤との混合比を正確にする。

» 赤沈は室温が高温だと促進し、低温で遅延するため、測定時は室温も記録する。

検査結果からわかること

» 赤沈速度は、グロブリンやフィブリノゲンが血漿中に増加すると速くなるので、グロブリンやフィブリノゲンが増加する炎症性疾患や組織破壊性病変（悪性腫瘍など）の存在がわかる。

観察&看護のポイント

» バイタルサインをはじめとした全身状態の観察を行う。赤沈は身体が病的状態かどうかを知るうえでのスクリーニング検査なので、検査の実施とともに身体的な異常の有無を詳細に観察する必要がある。

» 関節リウマチでは関節の炎症や貧血状態の有無、心筋梗塞では胸痛や吐き気の有無、DICでは出血傾向などを見る。

出血時間
bleeding time

基準値と異常値の原因

延長

延長（5分以上）

毛細血管の異常（アレルギー性紫斑病、遺伝性出血性毛細血管拡張症）。

血小板数の減少（特発性血小板減少性紫斑病、再生不良性貧血、播種性血管内凝固症〈DIC〉、肝硬変）。

血小板機能の異常（血小板無力症、尿毒症、アスピリンなどの薬剤服用）。

 基準値　1〜3分（デューク法）

検査の目的

» 止血にかかわる毛細血管壁の機能、血小板の数と機能を総合的に判断できる検査。

» 出血傾向のうち、血管壁もしくは血小板の異常による疾患を検出するスクリーニング検査に用いられる。

検査の方法

» 耳たぶまたは腕にランセットで一定の傷をつけて出血させ、

出血した血液を30秒ごとに濾紙で吸い取り、止血するまでの時間を計測する。

» アスピリンなどの非ステロイド系鎮痛消炎薬や、抗血小板薬を服用している場合は、血小板機能の低下から出血時間が延長することがある。

検査結果からわかること

» 延長（5分以上）の場合は、毛細血管の異常、血小板の減少、血小板機能の異常などが考えられる。

» 短縮の場合は、ほとんどが穿刺創（せんしそう）が不十分なためである。

観察&看護のポイント

» 出血時間が延長し、血小板数の著しい減少や極度の貧血が認められるときは検査を中止して医師に報告する。

» 出血時間の検査中に5分以上止血しない場合は、時間を測定する意味がなく、患者への負担を考えて、早めに圧迫止血するようにする。

» 摩擦、打撲、外傷などによって出血が誘発されないように注意する。

» 出血時には心身の安静を保ち、すみやかに止血処置を行う。

» 皮膚や粘膜の保護と保清に留意する。

活性化部分トロンボプラスチン時間(APTT)

activated partial thromboplastin time

基準値と異常値の原因

延長（健常者対照より10秒以上長い場合）

先天性凝固異常症（血友病A〈Ⅷ因子異常〉、血友病B〈Ⅸ因子異常〉、Ⅻ・Ⅺ・Ⅴ・プロトロンビン・フィブリノゲン異常）。

後天性凝固異常症（重症肝障害、播種性血管内凝固症〈DIC〉、ビタミンK欠乏症）。

薬剤投与（ヘパリン、ワルファリン）。

 基準値　30〜40秒

検査の目的

» APTTは血液凝固Ⅻ・Ⅺ・Ⅸ・Ⅷ因子、プレカリクレイン、高分子キニノゲンなどの内因系に関与する因子や、共通経路のⅩ・Ⅴ因子、プロトロンビン、フィブリノゲン活性を反映する。

» 血友病A・Bなど先天性血液凝固異常症、重症肝障害、播

種性血管内凝固症（DIC）、抗リン脂質抗体症候群などの検査に用いられる。

検査の方法

» 血液を採取し、血漿に試薬とカルシウムイオンを加え、血液が凝固するまでの時間を測定する。

» 採血した血液は、低温で血漿を分離し、すみやかに検査する。血漿を保存する場合は、－20℃以下で保存する。

» 検査時には、必ず健常者の血液を一緒に検査し、比較対照する。

観察&看護のポイント

» APTTが延長する先天性疾患で、もっとも代表的なのが血友病である。幼小児期から出血傾向があり、手術や歯科処置を受ける際には注意が必要。これらの処置の前には、凝固因子製剤を輸注して出血を予防する。

» APTTで異常があった場合、血友病AまたはBを判別するために、凝固因子活性を検査する。

» 血友病の場合は、筋肉・関節内を中心に出血症状を起こす。出血したときには欠乏因子を補給する。

» 経口抗凝固薬を服用しているときは、薬剤の作用・副作用や日常生活での注意事項を理解し、指示された量を確実に服用するよう指導する。

プロトロンビン時間

(PT)

prothrombin time

PT延長

各凝固因子の先天性欠損症。

各凝固因子の産生障害（肝硬変、劇症肝炎などの重症肝障害、抗腫瘍薬L-アスパラギナーゼ投与時）。

各凝固因子の消費性欠乏（播種性血管内凝固症〈DIC〉、大量出血）。

各凝固因子の活性低下（ビタミンK欠乏症〈乳児ビタミンK欠乏症、抗菌薬投与、胆道閉鎖、吸収不良症候群〉、ワルファリン投与時、ヘパリン投与時、抗トロンビン薬アルガトロバン投与時、循環抗凝血素〈凝固因子インヒビター〉の存在、多発性骨髄腫などのγグロブリン増加）。

 基準値　**10〜20秒　70〜120%（活性比）**
0.85〜1.2（プロトロンビン比）

検査の目的

» PTは外因系の血液凝固活性を示す凝固Ⅶ因子・Ⅹ因子・

Ⅴ因子・Ⅱ因子 (プロトロンビン)・Ⅰ因子 (フィブリノゲン) 活性を反映する。

» PTは、①先天性凝固因子異常、②重症肝障害、③播種性血管内凝固症 (DIC)、④ビタミンK欠乏症などの疑いがある場合に検査する。

» ワルファリンなどの抗凝固療法のモニターには、国際標準比 (INR) を用いる。PTが延長するとINRも上昇する。

検査の方法

» PT、APTT (P.68) など凝固系に関する検査では、血漿を用いる。

» 血液9に対してクエン酸ナトリウム1の割合で加え、遠心分離を行って血漿を集める。混合比は正確にする。

観察&看護のポイント

» 検査を受ける患者に止血困難や出血斑がないかを確認する。

» PTは凝固異常症の診断に用いられるが、肝硬変の患者でもよく検査される。これは、外因系凝固因子が肝臓で産生され、肝硬変で肝臓の機能が障害されている場合にはPTが延長し、出血傾向の原因になるからである。

» PTの著しい延長は、肝機能障害や播種性血管内凝固症 (DIC) が疑われるので、医師に報告する。

» ワルファリンで抗凝固療法を受けている患者は、PTから計算で求めたINRで効果を判定する。INRが2.0～3.0となるようにワルファリンの服用量を調整する。高齢者の場合は、INR1.6～2.6とする。

2
血液一般検査

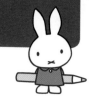

ヘパプラスチン
テスト (HPT)

hepaplastin test

基準値と異常値の原因

基準値　70〜130%

低値

低値

ワルファリン投与、ビタミンK欠乏症、非代償性肝硬変、劇症肝炎、播種性血管内凝固症（DIC）、第Ⅱ・Ⅶ・Ⅹ因子欠乏症。

検査の目的

» ビタミンK依存性血液凝固因子のうち、第Ⅱ・Ⅶ・Ⅹ因子を反映するようにつくられた凝固検査である。これらの凝固因子が肝臓で正常に産生されているかどうかを見る。同じ目的のトロンボテスト (P.77) は PIVKA（ビタミンK欠乏時に産生されるタンパク質）が存在すると低値になるが、HPT は PIVKA の影響を受けない。

» ビタミンK欠乏症のスクリーニング検査に用いられる。

» 肝障害の重症度を調べるために用いられることもある。

検査の方法

» 血液9に対してクエン酸ナトリウム1の割合で加え、遠心分離を行って血漿を集める。混合比は正確にする。

» 採血した血液は、すみやかに血漿を分離して検査する。保存する場合は、－20℃以下で保存する。

検査結果からわかること

» HPTの低下は、ビタミンK欠乏、肝機能障害、播種性血管内凝固症 (DIC) の可能性がある。

観察&看護のポイント

» HPTの著しい低下は、肝機能障害や播種性血管内凝固症 (DIC) が疑われるので、医師に報告する。

» 摩擦、打撲、外傷などによる出血を避け、万一出血した場合は患者自身で応急処置ができるように指導する。また、出血を発見したときにはすぐに受診するよう伝える。

» ワルファリンなどの経口抗凝固薬を服用しているときは、薬剤の作用・副作用を理解してもらい、用法・用量を守るよう指導する。また、出血について日常生活での注意事項を説明する。

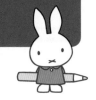

フィブリノゲン (Fbg)
fibrinogen

基準値と異常値の原因 ....

高値

高値

高齢者、妊娠時、避妊薬服用時、運動後など。

感染症、悪性腫瘍、脳梗塞、心筋梗塞、手術後、糖尿病、ネフローゼ症候群、膠原病、ヘパリン中止後、血液製剤の大量または長期投与時など。

基準値 170〜410 mg/dL

低値

先天性（先天性フィブリノゲン欠損症）。

消費・分解（播種性血管内凝固症〈DIC〉、フィブリン・フィブリノゲン溶解亢進〈線溶亢進〉、ウロキナーゼ・組織型プラスミノゲンアクチベーター・バトロキソビンのような血栓溶解薬の投与、大量出血後、カサバッハ-メリット症候群のような血管腫内の局所的フィブリン形成）。

産生低下（重症肝疾患、L-アスパラギナーゼ投与時）。

低値

検査の目的

» フィブリノゲンは、肝臓で合成されるタンパク質で、凝固反応の最終段階でトロンビンの酵素作用を受けてフィブリンとなり、止血作用をする。

» 出血傾向、血栓症のスクリーニング検査に用いられる。

» 肝機能を見る検査にも利用される。

» 炎症反応時には急速に合成されるので、炎症反応の指標になる。

» 感染症や悪性腫瘍のモニターにもなる。

検査の方法

» 血液を採取し、フィブリノゲンをフィブリンとして測定する方法と、血漿部分に凝固因子であるトロンビンを加え、フィブリノゲンが凝固するまでの時間を測るトロンビン法の2つの方法がある。

» 採血管に抗凝固剤のクエン酸ナトリウムを入れ、規定量を正確に採血する。

検査結果からわかること

» 高値を示す場合、身体状態によるものと病的なものがある。

» 低値を示す場合、先天性では、まれにフィブリノゲン欠損症が考えられ、後天性では、消費・分解亢進と産生低下によるものがある。

観察&看護のポイント

» フィブリノゲンの減少が原因で出血傾向が起きている場合は、フィブリノゲン製剤が利用される。

フィブリン分解産物
（FDP）
fibrin degradation products

基準値と異常値の原因

高値
線溶系の亢進（播種性血管内凝固症〈DIC〉、血栓症、悪性腫瘍、熱傷、手術後、移植拒絶反応、蛇毒中毒）。

基準値　5μg/mL 以下

検査の目的

» フィブリンが形成されて、止血が完了した後、プラスミンによってフィブリンが溶解される（線維素溶解現象：線溶）。このとき、フィブリンが分解されて生じるのが、フィブリン分解産物（FDP）とDダイマー（P.78）である。
» FDPあるいはDダイマーを測定すれば、線溶系の状態を知ることができる。
» 血栓症に対する血栓溶解療法の効果判定にも用いられる。
» FDPあるいはDダイマーはDICの診断には不可欠である。

検査の方法

» ラテックス免疫比濁法による。

血液凝固・線溶検査

トロンボテスト (TT)
thrombo test

基準値と異常値の原因

 基準値 70～130%

 低値

低値

先天性疾患ではプロトロンビン（第Ⅱ）、第Ⅶ・Ⅸ・Ⅹ因子欠損症。後天性疾患では肝機能異常、ビタミンK欠乏症、播種性血管内凝固症（DIC）など。

検査の目的

» 血液凝固に関与する凝固因子のうち、ビタミンKに依存する第Ⅱ・Ⅶ・Ⅸ・Ⅹ因子の凝固活性を総合的に判定する検査。とくにワルファリンによる抗凝固療法の治療効果を判定する目的で用いられる。

検査の方法

» 抗凝固剤として、クエン酸ナトリウムを血液9に対して1の割合で加えて検査する。ヘパリンやEDTAを抗凝固剤として採血した検体は使用できない。

Dダイマー
D-dimer

基準値と異常値の原因

高値

高値
播種性血管内凝固症（DIC）、血栓症、凝固亢進状態、大動脈瘤、線溶療法後、手術後、妊娠中など。

基準値 1.0μg/mL 未満

検査の目的

» フィブリンが分解されてできるのがDダイマーである。分子構造上、D分画が2つ連なったDダイマー構造を保有する。このDダイマーを測定すれば、フィブリンによって固まった血栓を溶かして溶解する線溶系（線維素溶解系）の状態を知ることができる。

» Dダイマー値の上昇は、フィブリン分解（2次線溶）の亢進を意味する。新型コロナウイルス感染症によっても上昇する。

» FDP（P.76）と同様、播種性血管内凝固症（DIC）の診断に不可欠な検査である。

検査の方法

» ラテックス免疫比濁法による。

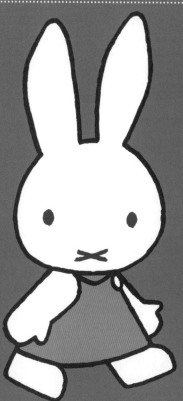

第 3 章

血液生化学検査

アスパラギン酸アミノトランスフェラーゼ（AST, GOT）
aspartate aminotransferase

アラニンアミノトランスフェラーゼ（ALT, GPT）
alanine aminotransferase

基準値と異常値の原因

AST、ALT ともに高値
急性肝炎、慢性肝炎、肝硬変、脂肪肝、アルコール性肝障害、肝がん。

AST が高値で ALT は低値
心筋梗塞、筋肉疾患、溶血性貧血。

基準値 AST 13〜35 U/L ALT 8〜48 U/L

検査の目的

» ASTはタンパク質の代謝に関係する酵素で、心臓、肝臓、脳、骨格筋、腎臓などに多くふくまれている。

» ALTは主として肝臓に存在する。

» AST と ALT は細胞内にある酵素で、感染症、腫瘍、組織破壊などによって細胞が傷害されると血中に流出する。した

がって、血中の AST と ALT を測定すれば、細胞の傷害の有無がわかる。このような酵素を逸脱酵素と呼ぶ。組織の傷害と軽度か重度かを知るのに役立つ。

» AST と ALT は肝細胞の傷害を反映するので、肝疾患の診断に有用である。

» 肝疾患以外で AST が高くなる場合は、LD値 (P.84) やCK値 (P.118) を参考にして、筋肉疾患や溶血性貧血を診断する。

検査の方法

» 血液を遠心分離機にかけ、血清部分を分析器で検出する。

» 軽度の溶血でも上昇するので、採血の際には注意する。

検査結果からわかること

» AST、ALT ともに高値なら、肝疾患をまず疑う。

» AST は肝臓のほか、心筋や骨格筋、赤血球にもふくまれており、心疾患、筋肉疾患、溶血性貧血の存在が推定できる。

観察&看護のポイント

» 急性肝炎では AST と ALT が極端な高値となり、経過とともに改善する。高値の間は安静が必要。

» 著しい高値だった AST と ALT が急速に下がった場合には劇症肝炎の場合もあり、危険である。

» AST、ALT が基準範囲内であっても、肝炎ウイルスキャリアの場合があるので、感染に注意する。

» アスコルビン酸、コデイン、モルヒネなどの投与で値が上昇することもあるので、投与状況を確認する。

» 薬剤性肝炎は、原因薬剤の特定と投与量・期間を確認する。

肝機能検査

アルカリ
ホスファターゼ（ALP）
alkaline phosphatase

基準値と異常値の原因 ....

高値

高値（重度）

肝内胆汁うっ滞（原発性胆汁性肝硬変、原発性硬化
性胆管炎）、胆嚢炎、閉塞性黄疸。

高値（軽度）

肝炎、軽度の肝内胆汁うっ滞、閉塞性黄疸の初期、
転移性肝腫瘍、甲状腺機能亢進症、肉芽腫症、サル
コイドーシス、妊娠など。

基準値　38〜113 U/L（IFCC法）

低値

低値

遺伝性低ALP血症、クレチン病、壊血病、慢性腎炎。

検査の目的 ....

» ALPは、リン酸エステル化合物を加水分解する酵素で、骨、
　肝臓、腎臓、腸管、乳腺、胎盤などの細胞膜に存在する。

» 骨の形成が活発に行われる小児や思春期には増加する。

» ALPは胆汁を介して肝臓から胆道へ排出される。胆道の閉

塞や狭窄状態では、胆汁が逆流して血液中にもれるように
なるため、血液中のALPは高値になる。肝胆道系疾患の診
断に有用である。

» 骨の新生状態や胎盤機能を評価するのに役立つ。

検査の方法

» JSCC標準化対応法、ベッシー・ローリー法、キング・アームストロング法など。検査方法により基準値は異なる。

» 血液型B型、O型の分泌型の人では食後に生理的な上昇をきたすため、原則的に空腹時に採血して検査する。これは、ALP5 (P.86) が増加することによる。

検査結果からわかること

» 高値では肝内胆汁うっ滞や閉塞性黄疸 (胆汁の流出が何らかの原因で障害された病態) が疑われる。閉塞性黄疸の原因は、総胆管結石、胆管がん、胆嚢がん、乳頭部がん、膵頭部がんなど。

観察&看護のポイント

» 一般に女性よりも男性のほうが、やや高値をとる。

» がんの肝転移、甲状腺機能亢進症、サルコイドーシス、粟粒結核、うっ血肝などではAST、ALTが上昇する前からALPが上昇することが多い。

» 高度の黄疸、肝機能低下、潰瘍性大腸炎による大出血、穿孔合併が見られる場合はすみやかに医師に報告する。

» 肝疾患の場合は、安静にし、タンパク質摂取など肝庇護を指導する。そのほか、肝機能低下にともなう食欲不振、倦怠感、発熱などの症状緩和ケアに努める。

肝機能検査

乳酸脱水素酵素
（LD, LDH）
lactate dehydrogenase

基準値と異常値の原因 ••••••••••••••••••••••••••••••••••

高値

高値

肝疾患（急性肝炎、慢性肝炎、肝がん、胆管細胞がん）。

心疾患（心筋梗塞、うっ血性心不全、悪性腫瘍）。

筋肉疾患（多発性筋炎、筋ジストロフィー）。

血液疾患（白血病、悪性貧血、溶血性貧血）。

その他（悪性腫瘍、肺梗塞、脳血管障害、妊娠）。

基準値　124〜222 U/L（IFCC法）

低値

低値

遺伝性の酵素異常。

検査の目的 ••••••••••••••••••••••••••••••••••

» 乳酸脱水素酵素は、ブドウ糖などを分解する解糖系の最終段階で、ピルビン酸と乳酸との変換を触媒する。エネルギーを産生するために重要な酵素である。

» LD は、ほぼ全身の組織に分布している。とくに心臓、肝臓、腎臓、骨格筋、血球に多く存在し、これらの臓器が傷害さ

れると、血中のLDが増加するため、診断に用いられる。

» 肝炎、がん、心筋梗塞、肺梗塞など組織傷害を起こす疾患の診断、重症度の診断に有用である。

検査の方法

» 血液検体から血清を分離し、自動分析機で測定する。

» 運動などで数値が変動することがある。

検査結果からわかること

» 心臓、肝臓、骨格筋、赤血球などの壊死、変性、崩壊があるときに高値になる。

» 悪性腫瘍では、腫瘍組織でLDが過剰に産生され、血中に逸脱する。そのなかで、LDが基準値上限の数倍以上にもなることがある。腺がん（肺がん、胃がん、前立腺がん）、悪性リンパ腫などのことが多い。

» 新型コロナウイルス感染症でも高値になる。

観察＆看護のポイント

» LDは臓器特異性が低いので、臨床症状やほかの検査結果と統合しないと、どの組織に傷害があるのか判定できない。

» LDが高値の場合、どの組織が傷害されているのか、目安になるのがアイソザイム検査である。アイソザイムは、存在する臓器によって構造が異なる（P.87）。

» 原因不明のままでLDが高値のときは、悪性腫瘍の可能性があるので、慎重に検査をすすめる。

ALPアイソザイム
alkaline phosphatase isozymes

基準値と異常値の原因

🐾 　　　基準値		高値　陽性（＋）
ALP1（高分子ALP）	0〜2%	肝胆道系疾患（胆管がん、肝門部胆管がんなど）
ALP2（肝性）	22〜64%	肝胆道系疾患
ALP3（骨性）	31〜71%	成長期、骨疾患（骨折、骨軟化症、転移性骨腫瘍）
ALP4（胎盤性）	陰性（－）	妊娠後期、異常妊娠
ALP5（小腸性）	0〜20%	肝硬変、慢性腎不全、糖尿病
ALP6 （免疫グロブリン結合ALP）	陰性（－）	潰瘍性大腸炎、関節リウマチ

検査の目的

» ALP（P.82）には臓器別に異なるアイソザイムがあるので、ALPの総活性が異常高値の場合には、アイソザイムを測定して鑑別する。

検査の方法

» アガロースゲル電気泳動法による。

検査結果からわかること

» 成長期には骨の成長にともない、骨性ALP（ALP3）が増えるので、成長期の小児では高値を示す。

LDアイソザイム
lactate dehydrogenase isozymes

基準値と異常値の原因

高値

LD1と2増加　悪性貧血、心筋梗塞、溶血性貧血。

LD2と3増加　悪性リンパ腫、筋ジストロフィー、肺がん、白血病、膠原病。

LD3と4と5増加　転移がん。

LD5増加　肝炎、肝がん、骨格筋の損傷。

基準値

LD 1	21〜33%（心臓、赤血球、腎臓）
LD 2	30〜37%（心臓、肺）
LD 3	18〜23%（肺など）
LD 4	7〜12%（肝臓、骨格筋など）
LD 5	5〜14%（肝臓、骨格筋）

検査の目的

» LD（LDH、P.84）は体内のあらゆる組織に存在する。

» 構造は異なるが、同じ作用をもつ酵素をアイソザイムという。

» LDのアイソザイムは1〜5型に分けられ、存在する臓器によって特徴がある。どのアイソザイムが増加しているかによって、どの組織が傷害されているのか、ある程度の鑑別が可能になる。

検査の方法

» アガロースゲル電気泳動法による。

γ-グルタミル トランスペプチダーゼ

（γ-GT, γ-GTP）

gamma-glutamyl transpeptidase

基準値と異常値の原因

高値
胆汁うっ滞（肝内胆汁うっ滞、肝外胆管閉塞）。びまん性肝疾患（急性肝炎、慢性肝炎、アルコール性肝障害、薬物性肝障害）。限局性肝疾患（肝がん、転移性肝がん）。その他（心筋梗塞、糖尿病、常習飲酒、睡眠薬・向精神薬服用）。

基準値 男性 7〜60 U/L　女性 7〜38 U/L

低値
先天性γ-GT欠損症。

検査の目的

» γ-GTはγ-GTPとも呼ばれ、抗酸化ペプチドのグルタチオンの生成にかかわる酵素で、腎臓、肝臓、膵臓、前立腺などに存在している。

» 肝胆道系が閉塞して胆汁の排泄が阻害されると高値を示す

ため、肝胆道系疾患の診断に有用である。

» 飲酒や薬物服用によっても肝臓でγ-GTが誘導され高値になるため、アルコール性肝障害、薬剤性肝障害の診断に役立つ。

検査の方法 ·····

» 血液検体を分離し、血清部分を自動分析器で検出する。

検査結果からわかること ·····

» 高値では、胆道系の異常（閉塞など）、さまざまな肝障害、肝がんなどが疑われる。

観察&看護のポイント

» アルコール摂取歴、薬剤服用歴（向精神薬、抗てんかん薬、抗けいれん薬などの常用）を問診する。アルコールと薬剤の併用が肝障害を増幅させることがあり、要注意である。

» γ-GT値はアルコールを飲まない場合でも、肥満による脂肪肝などで高値になることがある。

» γ-GT値は肝胆道疾患の重症度とは相関しないので、γ-GT値は高値でも肝炎や肝内胆汁うっ滞では通常は保存的経過観察を行う。ウイルス性、アルコール性、薬剤性、自己免疫性などの鑑別診断をさらにすすめる。

» 閉塞性黄疸（とくに胆道感染をともなう場合）は、観血的処置（胆汁ドレナージ）が必要なことが多い。閉塞性黄疸かどうかを鑑別するには、腹部超音波検査が簡便かつ有効である。

» 肝硬変、肝がん、脂肪肝の場合、ほかの肝機能検査値や肝炎ウイルスマーカーも確認する。

3

血液生化学検査

コリンエステラーゼ

(ChE)

cholinesterase

基準値と異常値の原因

高値

脂質代謝異常（脂肪肝、肥満、ネフローゼ症候群、糖尿病、脂質異常症）。

先天性高ChE血症。

基準値　男性　240〜486 U/L
　　　　　女性　201〜421 U/L　（JSCC標準化対応法）

低値

肝疾患（肝硬変、劇症肝炎、慢性肝炎、肝がん）。

栄養障害（栄養不良、慢性消耗性疾患）。

中毒（有機リン剤、サリン）。

遺伝性ChE欠損症。

検査の目的

» コリンエステラーゼ(ChE) は、アセチルコリンなどのコリンエステルをコリンと有機酸に加水分解する酵素で、肝臓、膵臓、血液、筋肉、神経などに多く存在する。

» アセチルコリンは神経伝達物質で、ChEによる分解がサリ

- » 抗凝固剤で処理した血漿では、活性賦活剤の Mg^{2+}、Ca^{2+} が除去されるため、低値となる。
- » 採血のときに唾液が混入すると、偽高値となるので、採血時には注意する。

検査結果からわかること

- » 膵臓細胞が破壊されると、アミラーゼなどの酵素が血中にもれ出てくるために膵臓の障害を知ることができる。急性膵炎や慢性膵炎の急性増悪で高値になる。
- » 耳下腺炎では、耳下膜の組織が破壊され、耳下腺から分泌されるアミラーゼが血中にもれ出て、血清アミラーゼ値が高くなる。この場合はアイソザイムを調べると、S型アミラーゼが高値になるので、P型の膵炎と区別できる。
- » 急性膵炎では、血清アミラーゼ濃度は比較的すみやかに低下するので、尿中アミラーゼを同時に定量したり、リパーゼ (P.114) などと一緒に検査して診断率を高める。

観察&看護のポイント

- » 血中、尿中アミラーゼがともに高値を示し、急性膵炎の重症化が疑われる場合は、すみやかに医師に報告する。
- » 急性膵炎の場合は、疼痛を緩和するために疼痛の部位、程度の観察を行い、疼痛の程度に応じて鎮痛薬を使用する。衣服やかけものによる圧迫を避け、できるだけ安楽な体位を保持する。安静臥床とし、発病数日間は絶飲食となる。

尿中アミラーゼ
urine amylase

基準値と異常値の原因 ・・・・・・・・・・・・・・・・・・・・・・・・

高値

血清・尿中とも高値
膵疾患（急性膵炎、慢性膵炎、膵がん、膵嚢胞）、肝障害、耳下腺炎、異所性（子宮外）妊娠、腸閉塞など。

血清のみ高値
マクロアミラーゼ血症、腎機能障害。

基準値 2100 U/L 以下（Blue-Starch法）

低値

低値
膵・唾液腺の荒廃による分泌低下、シェーグレン症候群。

検査の目的 ・・・・・・・・・・・・・・・・・・・・・・・・・・・・・・・・・・・・・

» 急性膵炎では、尿中アミラーゼは血清アミラーゼ (P.110) に比べて高値が長く続くため、鑑別診断や経過観察に有効。

検査の方法 ・・・・・・・・・・・・・・・・・・・・・・・・・・・・・・・・・・・・・

» 酵素法 (JSCC標準化対応法) による。

アミラーゼ アイソザイム
amylase isoenzymes

基準値と異常値の原因

高値

S型アミラーゼ上昇
悪性腫瘍（卵巣がん、肺がん、骨肉腫）、肝障害、急性耳下腺炎、手術後、糖尿病、肺疾患。

P型アミラーゼ上昇
膵炎、胆道疾患、慢性膵炎急性増悪期。

 基準値　S型 25～72%　P型 28～72%

検査の目的

» アミラーゼのアイソザイム（同じ作用をもつが構造が異なる酵素）は膵臓由来がP型、唾液腺由来がS型である。
» S型アミラーゼは唾液腺のほか、小腸や卵巣、肺などに存在し、これらの臓器で障害があると血中の値が上昇する。
» P型アミラーゼは、膵炎など膵臓に障害があると血中の値が上昇する。

検査の方法

» 電気泳動法、阻害抗体法による。

リパーゼ (LP)

lipase

高値

高値
膵疾患（急性膵炎、慢性膵炎、膵がん、膵嚢胞、膵外傷）。
その他（消化管穿孔、腸閉塞）。

 基準値 50〜190 U/L

低値

低値
膵機能の荒廃（慢性膵炎末期、膵がん末期）。

検査の目的

» リパーゼは、中性脂肪を脂肪酸とグリセロールに分解する酵素で、膵臓から分泌される。膵細胞が傷害されたり、膵管の閉塞などで膵液がうっ滞すると、リパーゼが血中にもれ出て高値になる。

» リパーゼは唾液腺からは分泌されないので、アミラーゼが高値で膵疾患か唾液腺疾患かの鑑別が必要なときに、組み合わせて検査すれば鑑別診断できる。

検査の方法

» 酵素法による。

» 採血した血液を遠心分離機にかけ、血清部分を自動分析器で測定する。

検査結果からわかること

» 急性膵炎では、膵臓から分泌されるさまざまな酵素の活性値が経過とともに変化するので、いくつかの酵素を組み合わせて判断する。

» 膵がんでは、リパーゼよりもアミラーゼ、エラスターゼ I (P.117) のほうが診断能が高い。

» リパーゼ、アミラーゼ、エラスターゼ I が高値の場合は膵液のうっ滞や膵炎が、異常低値の場合は膵組織の荒廃が推測される。

観察&看護のポイント

» 膵酵素の高値と膵炎の重症度は必ずしも相関しない。

» 高度の脂質異常症では、低値になる可能性があり、注意が必要である。

» 急性膵炎の場合は、疼痛を緩和するために疼痛の部位、程度の観察を行い、疼痛の程度に応じて鎮痛薬を使用する。衣服やかけものによる圧迫を避け、できるだけ安楽な体位を保持する。安静臥床とし、発病数日間は絶飲食となる。

» 十分な水分、電解質の補給のための補液を行うこと。

» 白血球増加、アミラーゼ値の上昇、リパーゼ値の上昇などに注意する。

トリプシン
trypsin

基準値と異常値の原因

高値

高値
膵疾患（急性膵炎、慢性膵炎の急性増悪、膵がん、膵外傷）。胆道系疾患（胆管がん、胆石・胆管結石）。その他（腎不全、アルコール依存症、肝硬変）。

 基準値　100〜400 ng/mL

低値

低値
慢性膵炎の非代償期、進行した膵がん、膵切除後、1型糖尿病。

検査の目的

- » トリプシンはタンパク質分解酵素。膵臓でトリプシノゲンとして合成され、膵液にふくまれて十二指腸に分泌され、活性型のトリプシンになる。
- » 膵炎などで膵臓の細胞が傷害されると、血中のトリプシン濃度が上昇するので、膵疾患の診断に利用される。

検査の方法

- » RIA法（2抗体法）による。

エラスターゼⅠ
elastase Ⅰ

基準値と異常値の原因

高値

高値
膵疾患（急性膵炎、膵がん、慢性膵炎の急性増悪期、膵嚢胞、膵外傷）。
その他（消化管穿孔、腎不全、自己抗体）。

基準値　100〜400 ng/dL

低値

低値
膵全摘後、慢性膵炎や膵がんによる膵臓の荒廃。

検査の目的

» エラスターゼは膵臓でつくられるタンパク質分解酵素の1つ。エラスチンというタンパク質を分解する。ⅠとⅡがあるが、Ⅰのほうが多いのでⅠを検査に利用する。

» エラスターゼⅠは膵臓が傷害されると血中にもれ出てくるので、膵炎など膵疾患の診断に使われる。膵がんの早期発見のためのマーカーとしても有効。

検査の方法

» ラテックス凝集比濁法による。

単位の読み方　ng/dL ➡ ナノグラムパーデシリットル

117

クレアチンキナーゼ

(CK)

creatine kinase

基準値と異常値の原因

高値

心筋傷害（急性心筋梗塞、心筋炎）。

骨格筋傷害（筋ジストロフィー、多発性筋炎、皮膚筋炎、外傷）。

その他（悪性高熱症、サクシニルコリン全身麻酔、甲状腺機能低下症）。

基準値
男性　57〜197 U/L
女性　32〜180 U/L

低値

甲状腺機能亢進症、妊娠、長期臥床。

検査の目的

» クレアチンキナーゼ (CK) は、筋肉や神経に多量にふくまれている酵素で、心筋や骨格筋が傷害されると高値になる。

» CK は心筋と骨格筋とで構造が異なるので、アイソザイムである CK-MM、CK-MB、CK-BB を検査して診断に利用する。

» CKは平滑筋、脳にもふくまれており、これらが傷害されると血中にCKが漏出するためにCK値が高値になる。

» 急性心筋梗塞では、心筋の傷害によって血中のCKが上昇するため、早期の診断に有用である。

検査の方法 ....

» JSCC標準化対応法による。

検査結果からわかること ....

» CK高値で高頻度に見られる疾患には、急性心筋梗塞（激烈な胸痛、放散痛）、筋ジストロフィー（左右対称の筋力低下・筋萎縮）、甲状腺機能低下症（寒がり、皮膚の乾燥・荒れ、筋力低下、徐脈、低血圧）などがある。

» 橋本病など甲状腺機能低下症で高値になるのは、CKの代謝が低下していることが関連している。

観察&看護のポイント

» CKは筋肉内にある酵素なので、筋肉疾患だけでなく筋肉を激しく動かす運動や筋肉注射、手術、分娩、てんかん大発作、カウンターショック、咳こみなどでも高値になることがある。このため、採血をするときの状態に十分注意をする必要がある。

» 急性心筋梗塞は、早期に確定診断をして早期に治療することが重要。胸痛を軽減させるための薬剤投与、心筋の酸素需要を軽減させる措置（心拍数を多くする運動や食事を避けるなど）が必要となる。

酵素（膵・肝関連以外）の検査

CKアイソザイム
creatine kinase isoenzymes

基準値と異常値の原因

高値

CK-BB高値
脳挫傷、ウイルス性髄膜炎、心停止などの血流障害などによる脳障害、悪性腫瘍。

CK-MB高値
急性心筋梗塞、心筋障害の急性期、アルコール依存症、アルコール性ミオパチー。

CK-MM高値
甲状腺機能低下症、筋原性疾患（進行性筋ジストロフィーなど）。

基準値
CK-BB（脳、平滑筋由来）　1%未満
CK-MB（心筋由来）　1～4%
CK-MM（骨格筋由来）　88～96%

検査の目的

» CKはM（筋肉＝muscle）とB（脳＝brain）の2つのサブユニットからなる2量体で、臓器特異性があり、CK-BB、CK-MB、

CK-MMの3つのアイソザイムが存在する。CK-MMは骨格筋、CK-MBは心筋、CK-BBは脳や平滑筋に多く存在する。

» 通常、血中では大半がCK-MMで、CK-MBはほとんど認められない。

» CK-MBは心筋由来であるため、心筋逸脱マーカーとして測定され、心筋梗塞の診断や発作時のモニタリングに用いられる。

» CKのアイソザイムの測定は、CKが高値の場合に鑑別診断を行うのに有用である。

検査の方法

» アガロースゲル電気泳動法による。

検査結果からわかること

» CK-BBの上昇は、脳障害によることが多いが、悪性腫瘍のこともある。

» CK-MBの上昇は、急性心筋梗塞が疑われる。

» CK-MMの上昇は、筋肉疾患のほか、甲状腺機能低下症でも認められる。

観察&看護のポイント

» CK値は筋肉運動によって上昇するので注意する。

» 急性心筋梗塞は、早期確定診断、早期治療が重要で、そのためにCK-MBの測定が意味をもつ。胸痛などの症状に注意する。

» CK-MBの値は、発症後の時間経過によって変化するので、心筋梗塞がいつ起こったかも推定でき、治療に役立つ。

尿素窒素 (UN, BUN)
blood urea nitrogen

基準値と異常値の原因

高値

腎糸球体濾過障害（腎不全）。

尿細管再吸収増加（脱水）。

尿素の産生増加（高タンパク食、消化管出血、発熱、感染症、手術、甲状腺機能亢進症、副腎皮質ステロイド薬使用）。

 基準値　7〜19 mg/dL

低値

タンパク摂取不足、肝不全、妊娠、タンパク同化ホルモン使用。

検査の目的

» 腎糸球体や尿細管の機能を調べることができる。

» 食物中のタンパク質や組織のアミノ酸が分解されて生じるアンモニアは有害なため、肝臓の尿素サイクルで尿素に合成され、腎臓から排出される。

» 尿素は腎糸球体で濾過され、一部は尿細管で再吸収される
  ので、血中の尿素窒素を測定すれば、腎糸球体の濾過能や
  腎尿細管での再吸収能を評価することができる。

» UN は腎前性の因子によって影響されるので、UN とクレア
  チニン値 (P.124) との比 (UN/Cr比) が鑑別に有用である。

» 一般に UN/Cr 比はおよそ 10：1 だが、UN 上昇時の場合、
  この比が 10 以上であれば腎外性因子 (消化管出血、体タンパク異
  化、高タンパク食など) を考慮する。

検査の方法

» ウレアーゼ-LEDH 法による。

» 検査では直接尿素の濃度を測定せず、尿素にふくまれてい
  る窒素の量で表示する。

検査結果からわかること

» 高値では腎不全が疑われる。ただし、食事からのタンパク
  質摂取量が多い場合や、組織のタンパク質の分解が亢進し
  ている場合は、腎機能が正常でも高値になる。

観察&看護のポイント

» UN は糸球体の濾過能力が相当に低下しなければ上昇しな
  いので、腎不全初期では高値にならないこともあり、注意
  が必要。

» 脱水や浮腫など、水分出納に注意する。

» 潜在リスクとして、高カリウム血症による心停止の危険、
  尿毒症状の出現があるので、患者の状態に注意する。

クレアチニン(Cr)
creatinine

基準値と異常値の原因

高値

高値
腎糸球体濾過能低下（糸球体腎炎、間質性腎炎、腎不全、尿管閉塞）。
筋肉増量（先端巨大症）。
その他（甲状腺機能亢進症）。

基準値 男性 **0.7～1.1 mg/dL**
女性 **0.5～0.9 mg/dL**

低値

低値
筋肉疾患（筋ジストロフィー、多発性筋炎）。

検査の目的

» クレアチニン(Cr)は、筋肉内でエネルギーを供給するクレアチンリン酸が代謝されて生じる物質である。筋肉から血中に放出された後、腎糸球体で濾過されて尿中に排泄される。

» Crは尿細管では再吸収も分泌もほとんどされないため、血中Cr濃度は腎糸球体機能を忠実に反映する。

» 血中Cr濃度は、糸球体の濾過能力と密接にかかわっており、食事や尿量の影響を受けにくい。そのため、腎機能障害の

指標として非常に有用である。

» 糸球体の濾過能力が半分になると、血中Cr値は2倍になるというように反比例して変化する。

» 腎機能とくに糸球体機能の障害を知るには、尿素窒素 (UN、P.122) よりもCrのほうがすぐれている。

検査の方法

» 酵素法による。

» 食事については制限はないが、検査前日から激しい運動などは控えるよう指示する。

検査結果からわかること

» 腎障害の原因とその程度がわかる。

» 一般に、UNとCrの比率はおよそ10:1だが、これ以上のときにはタンパク質の過剰摂取やタンパク異化の亢進などが考えられる。

» 先端巨大症、巨人症などの筋肉量増加疾患の有無がわかる。

観察&看護のポイント

» 自己免疫疾患の患者が、治療として副腎皮質ステロイド薬を服用している場合は、タンパク質の異化が亢進しUNが上昇するが、Cr濃度は高くならない。

» 筋肉量の多い人は高値になることがあるので注意する。

» 患者が急性腎不全の場合は、バイタルサインを定期的にチェックし、発熱、高血圧、心不全、浮腫に注意する。体重、尿量を確実に測定し、水分出納と尿・血液成分の変化を注意深く観察する。

内因性クレアチニンクリアランス (Ccr)

creatinine clearance

基準値と異常値の原因

 基準値
男性　90〜120 mL/分/1.73m²
女性　80〜110 mL/分/1.73m²

低値

腎疾患（慢性腎炎、急性腎炎、糖尿病性腎症、ループス腎炎、腎硬化症、嚢胞腎）。尿路閉塞（尿路結石、尿路腫瘍、前立腺肥大症、神経因性膀胱）。その他（心不全、肝不全、脱水、ショック）。

検査の目的

» 腎糸球体の濾過能は腎機能のなかでもとくに重要であり、腎糸球体濾過量 (GFR) を測定することは、腎疾患の重症度を知るうえで不可欠な検査である。

» クレアチニンクリアランス (Ccr) は、簡便に GFR を知る方法として利用される。クレアチニンは腎糸球体で濾過された後、尿細管では再吸収も分泌もされないので、糸球体の濾過能力を測ることができる。

» Ccrは1日の尿中へのクレアチニンの全排泄量を血清クレアチニン濃度で割って求める。

検査の方法

» 酵素法による。短時間法と24時間法がある。

検査結果からわかること

» 左右の腎臓にはそれぞれ約100万個のネフロンがある。Ccrの低下は正常なネフロンの減少を意味する。

» 腎臓には予備能があるため、正常なネフロン数が50%以下まで減少しないとCcrは低下しない。このためCcrが低下していれば、すでにかなりの程度の腎機能障害が起きていることになる。

観察&看護のポイント

» Ccr検査では、1日に排尿された全量中のクレアチニン排泄量を正確に求めることが大切。そのためには正確に蓄尿することが重要である。

» 24時間蓄尿する場合は、まず開始時に排尿し、このときの排尿は蓄尿に加えずに完全に膀胱を空にする。次からの排尿を蓄尿していき、翌日、蓄尿を開始したのと同じ時間に採尿して蓄尿を終了する。

» 総尿量を確実に測定してから全体の尿をよく攪拌し、一部を採って尿中のクレアチニン濃度を測定する。

» 24時間法では、採血は昼食前に行って血清クレアチニン濃度を測定する。

尿酸 (UA)
uric acid

基準値と異常値の原因

高値

生成亢進（産生過剰型痛風、PRPP合成酵素亢進症、レッシュ-ナイハン症候群、多発性骨髄腫、白血病、アルコール多飲）。

排泄低下（排泄低下型痛風、腎不全、脱水、糖尿病性ケトアシドーシス、利尿薬服用）。

基準値　男性　4.0〜7.0 mg/dL
　　　　　女性　3.0〜5.5 mg/dL

低値

生成低下（肝不全、キサンチン尿症、PRPP合成酵素欠損症、PNP欠損症）。

排泄亢進（ウィルソン病、ファンコニ症候群、重金属中毒）。

検査の目的

» 尿酸は、食物にふくまれる核酸と体内の細胞内にある核酸に由来するプリン体が分解されて生成される。

» 痛風の診断、腎機能のスクリーニング、動脈硬化疾患の有無などの診断に用いられる。

» 血清中の尿酸は、体内でのプリン体の生合成亢進、細胞の崩壊亢進による核酸分解増加、プリン体をふくむ食品の過剰摂取などにより増える。

» 腎臓からの排泄が障害されても、血清尿酸値は上昇するので腎機能をチェックできる。

検査の方法

» 酵素法による。

検査結果からわかること

» 尿酸が高値であれば、痛風に注意する。さらに腎機能障害、脱水、ケトアシドーシスなども考えられる。

観察&看護のポイント

» 絶食中や無酸素運動後、大量飲酒後に高値を示す。飲酒や食事中のプリン体の量によって、数値が影響を受けるので注意する。

» 尿酸値の高い患者で強い関節の痛みを訴える場合、痛風発作が考えられる。

» 尿酸は酸性の条件で結晶をつくりやすくなり、尿管結石をつくることもある。尿管結石ができにくくするために、重炭酸ナトリウムなどを服用して尿をアルカリ性にすることもある。

» 血清尿酸値が高いと、痛風発作を起こすだけでなく、腎障害や動脈硬化の原因となる。

血糖 (GLU)
blood glucose

基準値と異常値の原因 ．．．．．．．．．．．．．．．．．．．．．．．．．．．．．．．．．．．．．．．

高値

高値

糖尿病。

膵疾患 (急性膵炎、慢性膵炎、膵がん、ヘモクロマトーシス)。

内分泌異常 (先端巨大症、クッシング症候群、褐色細胞腫、甲状腺機能亢進症、グルカゴノーマ)。

肝疾患 (肝硬変、慢性肝炎、脂肪肝)。

その他 (肥満、妊娠、低栄養、脂質異常症、脳血管障害、感染症、胃切除後、副腎皮質ステロイド薬服用)。

 基準値 60〜110 mg/dL (空腹時)

低値

膵疾患 (インスリノーマ)。

内分泌異常 (下垂体機能不全症、副腎機能低下症、甲状腺機能低下症)。

肝疾患 (劇症肝炎、肝硬変、肝がん)。

低値

その他 (絶食、激しい運動後、インスリン・経口糖尿病薬使用)。

検査の目的

» 血糖の主成分はグルコース（ブドウ糖）である。血糖検査は、糖代謝異常症または関連疾患の診断、鑑別診断、経過観察などに応用される。

» 糖尿病、脂質異常症などの代謝性疾患のほか、肝疾患、膵疾患、腎疾患などでも血糖検査は重要である。

検査の方法

» 解糖阻害剤（NaF、EDTAなど）が入った採血管に採血し、すみやかに測定機にかけて計測する。

» 血液は食事の影響を受けるため、食事摂取の有無、時間を考慮して採血する。

検査結果からわかること

» 糖尿病の診断基準では、空腹時血糖値126mg/dL以上、随時血糖値200mg/dL以上は「糖尿病型」と診断される。

観察&看護のポイント

» 高血糖の状態が長く続くと血管が傷害され、腎障害、網膜症、神経障害などの合併症を引き起こすので、定期的に血糖値をチェックし、注意するよう指導する。

» 経口糖尿病薬やインスリンで治療を受けている患者の場合、気をつけなければならないのが低血糖発作である。動悸、冷や汗、空腹感、意識障害などの症状が現れた場合は、すみやかにブドウ糖などを補給する。

» 糖尿病患者は細菌感染を起こしやすいので、身体を清潔にするよう指導する。

ブドウ糖負荷試験

（GTT, OGTT）

**glucose tolerance test,
oral glucose tolerance test**

基準値と異常値の原因

高値

200mg/dL 以上は糖尿病型

このとき、次の場合は糖尿病と診断される。

・同時に検査した糖化ヘモグロビン（HbA1c、P.134）が6.5%（NGSP値）以上の場合。

・糖尿病の典型的症状（口渇、多飲、多尿、体重減少）、あるいは確実な糖尿病網膜症が存在する場合。

基準値

**75g経口ブドウ糖負荷試験
2時間値140 mg/dL 未満**

検査の目的

» 耐糖能の異常を検出することができ、糖尿病を診断するのに有用である。

» 空腹時の血糖値が110〜140mg/dLの人に対して行うと、とくに有効である。

検査の方法

» 75gのブドウ糖液を飲み、時間を追って血糖値を測定し、糖代謝を調べる。

» 採血はブドウ糖液を飲む前、飲んでから1時間後、2時間後に行う。

検査結果からわかること

» GTTが2時間値200mg/dL以上の場合は、糖尿病が強く疑われる。

観察&看護のポイント

» GTTは耐糖能障害の評価を目的としているので、すでに糖尿病と診断されている患者に対しては行わない。

» 1型糖尿病では、ブドウ糖を負荷することで急激に高血糖が起こり、意識障害などを起こすことがあるので注意する。

» 2型糖尿病では、インスリン (P.138) の分泌量がある程度はあるものの、ブドウ糖に対する初期分泌反応が低下している。このため、75gのブドウ糖を負荷して、負荷する直前と負荷後30分のインスリン分泌を測定し、インスリン分泌指数を計算する。

インスリン分泌指数＝(30分後IRI－負荷前IRI)÷(30分後血糖－負荷前血糖)

IRIはimmunoreactive insulinの略で、μU/mLで表す。

» インスリン分泌指数が0.4未満の場合、インスリンの初期分泌反応が低下していると判定する。

糖化ヘモグロビン

(HbA1c)

glycosylated hemoglobin A1c

基準値と異常値の原因

 高値
糖尿病。

 基準値　4.6〜6.2％（NGSP値）

 低値
溶血性貧血、異常ヘモグロビン血症。

検査の目的

» 糖化ヘモグロビンとは、ヘモグロビンAに糖が結合したもの。
赤血球の平均寿命は約120日なので、糖化ヘモグロビンは
過去1〜2カ月の平均血糖値を反映する。

» ヘモグロビンAとブドウ糖が結合したヘモグロビンA1c(HbA1c)
を検査すれば、過去1〜2カ月の血糖コントロールの具合を
見ることができる。

検査の方法

» ラテックス凝集法による。

» HbA1cが6.2％以上では糖尿病が疑われる。

» 糖尿病の診断基準では、HbA1cが6.5％以上で「糖尿病型」
と診断される。その場合、同じ検査で血糖値も「糖尿病型」
(空腹時血糖値126 mg/dL以上、随時血糖200 mg/dL以上) であれば、
糖尿病と診断される。HbA1cのみが「糖尿病型」の場合は、
再検査で血糖検査 (P.130) を行う。

» 溶血性貧血、肝硬変など赤血球の寿命が短縮する疾患では
偽低値を示す。また、腎不全、アルコール多飲などで偽高
値を示す。こうしたケースでは、HbA1cから予測される血
糖値とは乖離することがあるので注意する。

» HbA1c検査では、食事の影響を受けないので、空腹時血糖
値では見すごされやすいタイプの糖尿病を診断することが
できる。

観察&看護のポイント

» 糖尿病患者の場合は、細菌感染、真菌感染を起こしやすい
ので、身体を清潔にするよう指導すること。また、足に壊
疽性病変をきたしやすいので、爪は短く切り、足をいつも
清潔にする。

» インスリン使用時には、低血糖になる場合があるので注意
する。

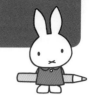

フルクトサミン (FRA)
fructosamine

基準値と異常値の原因

> 高値
>
> 糖尿病。糖尿病を治療中の場合は当面の目標を320 μmol/Lにする。450μmol/L以上ある場合は、血糖コントロールがまったくできていない危険な状態であることを示す。

 基準値 205〜285μmol/L

検査の目的

» フルクトサミンは、血漿タンパク質とブドウ糖が結合してできる糖化タンパクの総称で、この物質を調べることにより、血液中にブドウ糖がどの程度増加しているかがわかる。

» 過去2週間の血糖コントロールの状態を見ることができる。

» HbA1c検査 (P.134) ではわからない、比較的短期間の血糖変化がとらえられる。

» 糖尿病の薬の効き具合を確かめるのに役立つ。

検査の方法

» 血液を分析器で測定する。

グリコアルブミン(GA)

glycated albumin

基準値と異常値の原因

高値

糖尿病(高血糖状態が長く続いているほど高値になる)、甲状腺機能低下症。

基準値 12～16%

低値

ネフローゼ症候群、甲状腺機能亢進症、肝硬変、栄養不良。

検査の目的

» グリコアルブミンは、アルブミンとブドウ糖が結合してできる糖化タンパクである。

» 糖化されるタンパク質の半減期は14～28日なので、過去1～2週間の平均血糖値を反映する。

検査の方法

» HPLC法、酵素法による。

インスリン
insulin

基準値と異常値の原因

高値
肥満、先端巨大症、巨人症、クッシング症候群、甲状腺機能亢進症、インスリノーマ。

基準値 5〜15 μU/mL（空腹時）

低値
糖尿病、膵がん、膵炎、副腎不全、下垂体機能不全。

検査の目的

» インスリンは、膵臓のβ細胞から分泌される。肝臓でのブドウ糖の取り込みを増加させ、肝臓からのブドウ糖放出を抑制することで血糖値を下げる。また、筋肉や脂肪細胞でのブドウ糖の取り込みを促進させる。

» インスリンの働きとして、グリコーゲン蓄積、脂肪蓄積、タンパク合成などがある。

» インスリンを測定することにより、糖尿病や低血糖など、糖代謝異常を診断できる。

検査の方法

» 採血による血液検査。

» 食事摂取の有無、時間を考慮して採血する。

検査結果からわかること

» インスリンが低値になる代表的な疾患は糖尿病である。

» 自己免疫によって膵臓 β 細胞が破壊される1型糖尿病では、インスリンが欠乏し、血糖が高値になる。多くは若年層で発症し、インスリンによる治療が不可欠である。

» インスリン分泌障害か否かは、ブドウ糖負荷試験のときに、30分後のインスリンの分泌状態を調べて判断する (P.133)。

観察&看護のポイント

» 血糖値300mg/dL以上の高血糖の場合と血糖値50mg/dL以下の低血糖の場合は危険であり、すみやかに医師に報告すること。

» インスリン製剤は作用時間から超速効型・速効型・中間型・混合型・持続型に分類される。自分で血糖管理ができるように、自己注射法を指導する。また血糖の測定は、患者の自己管理において非常に重要であることを説明し、チェックするよう指導する。

» 喫煙は、インスリン分泌を阻害し血糖上昇に寄与するので、禁煙をすすめる。

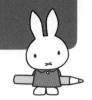

C-ペプチド(CPR)
C-peptide

高値

膵臓障害（インスリンノーマなど）、コルチゾールや成長ホルモンの過剰分泌（クッシング症候群や副腎皮質ホルモンの過剰な服用など）、インスリンの作用低下など。

基準値	
血中	1.2〜2.0 ng/mL
尿中	40〜100 μg/日

低値

2型糖尿病でインスリンの分泌が低下、血糖値の低下、低栄養状態、コルチゾールや成長ホルモンの分泌量減少。

検査の目的

» C-ペプチドは、インスリンが合成される前段階の物質（プロインスリン）が分解されるときに現れる物質である。

» インスリンと同程度の割合で血中に分泌され、ほとんど分解されずに血液中を循環し、尿中に排出される。

» 血中や尿中のC-ペプチドを測定することにより、インスリンがどの程度膵臓から分泌されているのかがわかる。

» 尿中値を知ることで、C-ペプチドの1日排泄量からインスリンの1日分泌量を推定することができる。

検査の方法

» 血中値と尿中値がある。尿中値は24時間蓄尿を行い、アジ化ナトリウムを添加して測定する。

検査結果からわかること

» 高値では、膵臓障害のほか、副腎皮質ホルモンの過剰分泌など内分泌疾患が疑われる。

» 低値では、糖尿病が疑われる。

観察&看護のポイント

» 尿中C-ペプチドは日差変動があり、測定にばらつきが出るため、複数回測定することが望ましい。

» 糖尿病の場合、細菌感染、真菌感染を起こしやすいので、身体を清潔にするよう指導する。

» 糖尿病の場合、食事療法・運動療法・薬物療法のケアをして、血糖コントロールをはかる。

単位の読み方　μg/日 ➡ マイクログラムパーデイ

グルカゴン (IRG)
glucagon, immunoreactive glucagon

基準値と異常値の原因

高値

グルカゴノーマ、糖尿病性ケトアシドーシス、クッシング症候群、先端巨大症、ストレス、腎不全、肝硬変。

基準値　40～180 pg/mL

低値

グルカゴン欠損症、自発性低血糖症、慢性膵炎、下垂体機能不全。

検査の目的

» グルカゴンは膵臓のα細胞から分泌され、インスリンに拮抗して血糖を増加させる作用がある。膵臓から分泌されるグルカゴンは、RIA法で測定されるIRGとして、消化管から分泌されるものと区別される。

» 肝臓に貯蔵してあるグリコーゲンを分解したり、アミノ酸からブドウ糖を合成して血糖値を上げたりする。

» インスリン分泌を促進し、成長ホルモンの分泌を促進する効果もある。

» グルカゴノーマ（グルカゴン産生腫瘍）を診断するのに重要な検査である。

» 膵炎、低血糖、糖尿病の病態を調べるのに有用である。

検査の方法 ···

» 採血した血液を分析器で測定する。

検査結果からわかること ···

» グルカゴンが高値であれば、まずグルカゴノーマを疑う。

» 糖尿病ではないのに高血糖が見られる場合、グルカゴノーマを疑って検査する。

» グルカゴンが高値の場合には、腹部CT検査やMRI検査などの画像検査を行って腫瘍の有無を調べる。

観察&看護のポイント

» 膵臓の内分泌細胞であるβ細胞とα細胞から発生する腫瘍に、インスリノーマとグルカゴノーマがある。頻度は低いが、それぞれ低血糖と高血糖発作を起こすので注意する。

脂質検査

総コレステロール (TC)
total cholesterol

基準値と異常値の原因

高値

高値

原発性（家族性高コレステロール血症、複合型高コレステロール血症、特発性高コレステロール血症）。

続発性（甲状腺機能低下症、ネフローゼ症候群、クッシング症候群、糖尿病、閉塞性黄疸、脂肪肝、エストロゲン薬服用、副腎皮質ステロイド薬服用）。

 基準値　130〜220 mg/dL

低値

低値

原発性（α - リポタンパク欠損症、無 β - リポタンパク血症）。

続発性（肝硬変、甲状腺機能亢進症、栄養障害）。

検査の目的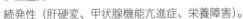

» 食物から摂取されたコレステロールは腸管から吸収され、カイロミクロンにふくまれて血中を肝臓まで運ばれる。

» 肝臓で合成されたコレステロールは、超低比重リポタンパク

（VLDL）として血中に運ばれ、代謝を経て低比重リポタンパク（LDL）となり、各組織の細胞内に取り込まれる。

» 総コレステロールの検査では、血液中にあるコレステロールを総量として測定する。コレステロール値の測定は生活習慣病の予防や治療を行ううえで重要である。

» 肝胆道系疾患、内分泌疾患の検査として有用である。

検査の方法

» 酵素法による。

» 血清コレステロールは中性脂肪（TG）と異なり、食後でも大きな変動は示さないが、通常、空腹時に採血して検査する。

検査結果からわかること

» 高値では、高コレステロール血症のほか、内分泌疾患や肝胆道系の閉塞などが疑われる。

» 低値では、肝硬変や栄養障害が疑われる。

» 従来、総コレステロール検査は、脂質検査の代表として検査が行われてきたが、2007年の「動脈硬化性疾患予防ガイドライン」(日本動脈硬化学会) の脂質異常症の診断基準から総コレステロールが外され、かわりにLDL-コレステロール(P.146) が入った。これは、動脈硬化との関連がより深いLDL-コレステロールを検査すれば十分であるとの考え方に基づく。

観察&看護のポイント

» 総コレステロール値が高い場合、食事で脂肪分の摂取を控え、かつ適度な運動をするように指導する。

LDL-コレステロール

(LDL-C)

low-density lipoprotein cholesterol

基準値と異常値の原因

高値
原発性（高リポタンパク血症Ⅱa・Ⅱb型）。
続発性（甲状腺機能低下症）。

基準値 65〜140 mg/dL

低値
原発性（無β-リポタンパク血症、低β-リポタンパク血症）。
続発性（甲状腺機能亢進症、肝硬変）。

検査の目的

» 動脈硬化を促進するのは、LDL（低比重リポタンパク）が変性した酸化LDLである。血中のLDLが多くなれば酸化LDLも増えるので、動脈硬化の予防にはLDLを高値にしないことが重要である。

» 「動脈硬化性疾患予防ガイドライン」（日本動脈硬化学会／2017年）の脂質異常症の診断基準によれば、高LDL-コレステロール

血症はLDL-コレステロール140mg/dL以上である。LDL-コレステロールの測定は、脳梗塞や心筋梗塞など動脈硬化性疾患の予防に重要な検査である。

» 動脈硬化症の予後を知るうえでも有効な検査である。

検査の方法

» 採血した血液を分析器にかけて測定する。

» 血清コレステロールは中性脂肪（TG）と違って、食後でも大きな変動は見られないが、通常、空腹時に採血される。

検査結果からわかること

» LDL-コレステロールが高値の人は動脈硬化が進みやすく、将来、脳梗塞や心筋梗塞を起こす危険性が高くなる。

» 高値の場合、食事からの摂取過剰、運動不足なども原因となるほか、甲状腺機能低下症にも注意する。

観察&看護のポイント

» LDL-コレステロールは食事からの摂取過剰、運動不足、肥満により上昇するため、食事療法と適度な運動を行うように指導する。

» 動脈硬化の因子には、ほかにも低HDL-コレステロール血症、加齢（男性≧45歳、女性≧55歳）、糖尿病、高血圧、喫煙などがある。

» LDL-コレステロールは次の式からも算出できる。

LDL-コレステロール＝総コレステロール－HDL-コレステロール－トリグリセリド*÷5

*トリグリセリドが400mg/dL以上の場合は、この式には当てはまらない。

HDL-コレステロール

(HDL-C)

high density lipoprotein cholesterol

基準値と異常値の原因 ....

高値

原発性（家族性 HDL- コレステロール血症、コレステロールエステル転送タンパク〈CETP〉欠損症）。

続発性（閉塞性肺疾患、原発性胆汁性胆管炎、アルコール摂取、エストロゲン薬服用、運動）。

基準値 **男性 40〜70 mg/dL**
女性 45〜75 mg/dL

低値

原発性（α-リポタンパク欠損症、魚眼病、アポ A-1 欠損症、LCAT 欠損症）。

続発性（高リポタンパク血症、虚血性心疾患、脳梗塞、腎不全、肝硬変、糖尿病、肥満症、喫煙、アンドロゲン薬服用）。

検査の目的 ....

» HDL(高比重リポタンパク)には、末梢組織から肝臓へコレステロー

ルを運ぶ働きがあり、血管壁に付着した余分なコレステロールを回収して運ぶため、動脈硬化を予防する効果がある。

» HDLに結合しているコレステロール（HDL-コレステロール）を測定することは、動脈硬化性疾患の発症を推測するうえで有効な指標となる。

» 「動脈硬化性疾患予防ガイドライン」（日本動脈硬化学会／2017年）の脂質異常症の診断基準によれば、低HDL-コレステロール血症は40mg/dL未満とされる。HDL-コレステロールは低値のほうが臨床的に問題とされる。

検査の方法

» 採血した血液を分析器にかけて測定する。

検査結果からわかること

» HDL-コレステロールは、食事内容や運動不足、肥満、喫煙によって低下する。

観察&看護のポイント

» HDL-Cが低値の場合、動脈硬化症が進行するリスクが高くなる。喫煙者では禁煙、また適度な運動（ウォーキング、ジョギングなど）をすることがすすめられる。

» 食生活では、動物性脂肪は控え、野菜や豆腐などの大豆製品をとるようにすすめる。

» アルコールは適度な摂取（ビールなら大1、日本酒なら1合程度）であればかまわない。

トリグリセリド (TG)

triglyceride

基準値と異常値の原因

高値

高値
原発性（家族性高リポタンパク血症）。
続発性（高脂肪食、高カロリー食、高炭水化物食、アルコール多飲、糖尿病、肥満症、甲状腺機能低下症、クッシング症候群、閉塞性黄疸、急性膵炎、慢性膵炎、ネフローゼ症候群、腎不全）。

基準値　55〜150 mg/dL

低値

低値
原発性（無β-リポタンパク血症）。
続発性（甲状腺機能亢進症、副腎不全、肝硬変、栄養障害）。

検査の目的

» トリグリセリド（トリグリセライド、TG）は、グリセロールに3分子の脂肪酸がエステル結合したもので、検査上は中性脂肪と同じものと考えてよい。身体の脂肪組織の主成分である。

» 血中トリグリセリドには、食事に由来するカイロミクロンにふくまれるものと、肝臓で合成されてVLDL（超低比重リポタンパク）に組み込まれて運ばれるものがある。

» 糖尿病、肥満症、虚血性心疾患などの病態を把握するのに有用である。

検査の方法

» 採血した血液を分析器にかけて測定する。

» TGは食事による影響が大きく、食後に高値を示すため、カイロミクロンをふくまない早朝空腹時に採血することが必須である。採血前日の夕食時の高脂肪食、アルコール摂取は避けるようにする。

検査結果からわかること

» 高値の場合は、糖尿病、肥満症、肝臓での排泄障害などが疑われる。

» 食事、アルコール摂取によっても上昇する。

» 低値の場合は、重症肝障害や栄養障害などが疑われる。

観察&看護のポイント

» 脂質異常症の場合の食事療法としては、適正体重を維持すること、中性脂肪の合成が促進されないよう糖質を制限すること、食物繊維を摂取すること、喫煙・飲酒の制限、ゆっくり噛んで過食を避けることなどを指導する。

» 運動療法としては、その意義を説明し、ウォーキングなどの脂肪を消費する有酸素運動をすすめる。

電解質・無機質検査

ナトリウム (Na)
serum sodium

基準値と異常値の原因

高値

水摂取不足（意識障害、口渇中枢障害）。

腎からの水分喪失（尿崩症、浸透圧利尿）。

腎以外からの水分喪失（下痢、嘔吐、発汗）。

Na過剰（原発性アルドステロン症、クッシング症候群、大量の高張液輸液）。

基準値　135〜147 mEq/L

低値

腎からのNa喪失（アジソン病、利尿薬投与）。

腎以外からのNa喪失（下痢、嘔吐）。

摂取の低下（栄養不足）。

水分過剰（うっ血性心不全、肝硬変、ネフローゼ症候群、腎不全）。

ホルモン分泌異常（ADH不適合分泌症候群〈SIADH〉）。

偽性低Na血症（脂質異常症、高タンパク血症）。

　単位の読み方　mEq/L ➡ ミリ当量パーリットル

検査の目的

» Naはもっとも重要な電解質の1つ。細胞外液中に高濃度で存在し、体内での水の分布、浸透圧の調節、酸塩基平衡の維持など、きわめて重要な働きをしている。

» 水・電解質の代謝に異常がある場合に、血清Naの検査が必要になる。

検査の方法

» 電極法による。

検査結果からわかること

» 高値では水分摂取制限または不足、塩分の過剰摂取、下痢や多量の発汗などによる水分喪失など。

» 低値では水分過剰摂取・投与、塩分の摂取不足、高度の嘔吐・腸液喪失などによるナトリウム喪失など。

観察&看護のポイント

» Naは生命維持に重要な働きをしているため、過不足が生じると体内で補正しようとする。このような補正ができない状態や疾患の場合、たとえば輸液を長期間行っている患者では、血清Naが変動しやすく、定期的に検査して補正しなければならない。

» 水分過多、ADH不適合分泌症候群 (SIADH) の場合は、水分制限、利尿薬投与を行う (尿中に排泄されるNa量に注意する)。

» 高度の嘔吐・下痢を起こしている場合には、原因への対策と症状緩和ケアを行う。

クロール (Cl)
chlorine

高値

高値

Na増加（高張性脱水）。

Clの過剰投与（高張食塩水の輸液）。

代謝性アシドーシス（尿細管性アシドーシス、下痢）。

呼吸性アルカローシス（過呼吸、肺気腫）。

　基準値　98〜108 mEq/L

低値

Na低下（低張性脱水、ADH不適合分泌症候群〈SIADH〉）。

胃液の喪失（嘔吐）。

腎からのCl喪失（原発性アルドステロン症、利尿薬投与）。

代謝性アルカローシス。

呼吸性アシドーシス。

低値

検査の目的

» クロール（塩素イオン）は、NaとともにNaClとして大部分が細

胞外液中に存在し、水分平衡、浸透圧の調節、酸塩基平衡の調節などに重要な働きをしている。

» Na代謝異常、酸塩基平衡の異常の場合に検査が必要になる。通常、Na (P.152) と一緒に測定する。

» クロール値の異常は、酸塩基平衡異常の発見のきっかけになる。

検査の方法

» 電極法による。採血した血液を分析器にかけて測定する。

検査結果からわかること

» 高値では、下痢などによる脱水が招く血液濃縮、腎不全などによる代謝性アシドーシス、過呼吸による重炭酸イオン (HCO_3^-) の減少などが考えられる。

» 低値では、嘔吐による胃液内塩酸 (HCl) 喪失、利尿薬 (フロセミド、サイアザイド系) 投与による再吸収抑制、呼吸性アシドーシスによるClの細胞内への移動などが考えられる。

観察&看護のポイント

» 代謝性アシドーシス・アルカローシスの場合、代謝による酸塩基平衡の調節をする。

» 呼吸性アシドーシス・アルカローシスの場合、過呼吸・呼吸不全などに対する呼吸管理を行う。

» 嘔吐、下痢などの原因症状を緩和する。

» 水分出納管理のセルフケア (経口飲水量の記録、蓄尿の実施など) ができるように説明をする。

» 必要なときには、塩分摂取コントロールについて指導する。

電解質・無機質検査

カリウム(K)
potassium

基準値と異常値の原因

高値

高値

K負荷の増加（Kの過剰摂取、輸液）。

K排泄の低下（腎不全、アジソン病、K保持性利尿薬投与）。

細胞内からの移行（アシドーシス、インスリン欠乏、高K血症性周期性四肢麻痺、組織破壊）。

偽性高K血症（溶血、血小板増加症、白血球増加症）。

基準値 3.5～5.0 mEq/L

低値

K摂取不足（飢餓、神経性食思不振症）。

K喪失の増加（利尿薬投与、原発性アルドステロン症、尿細管性アシドーシス、下痢、嘔吐、熱傷）。

細胞内へのK移動の増加（アルカローシス、インスリン注射、低K血症性周期性四肢麻痺）。

低値

検査の目的

» カリウムは細胞内に高い濃度で存在し、体液の浸透圧や酸

  単位の読み方 mEq/L ➡ ミリ当量パーリットル

塩基平衡にかかわり、神経の興奮伝導、筋肉の収縮、細胞内酵素の活性化などに重要な役割を果たす。

» 血清カリウム値に異常があると、神経や筋肉の活動に障害が現れ、不整脈、筋力低下、感覚異常、麻痺性イレウスなどを起こすことがある。

» 水・電解質の異常、酸塩基平衡異常、神経・筋症状が見られるとき、検査を行う。

検査の方法

» 電極法による。採血した血液を分析器にかけて測定する。

» カリウムは血清中よりも血球中に多くふくまれるため、採血した後に長時間放置すると、溶血して血清中の値が見かけ上、高値になってしまうので注意する。

検査結果からわかること

» 高値は、心室細動などの重症な不整脈を起こす可能性があり、とくに危険である。血清カリウム値が5.5 mEq/L以上になると心電図検査が必要になる。

» 低値では、筋肉に障害が出て、重症の場合には筋肉麻痺が起こる。3.0 mEq/L以下で要注意、2.5 mEq/L以下は重症。

観察&看護のポイント

» 高値、低値ともに心電図のモニタリングが必要である。

» カリウムが不足すると便秘や脱力感が最初に現れる。このような症状があるときは血清カリウム値をチェックする。低値の場合はカリウムを補給するが、静注する場合にはゆっくりと行い、決して急速に注入しないようにする。

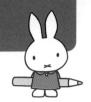

カルシウム (Ca)
calcium

基準値と異常値の原因

高値

副甲状腺機能亢進症、甲状腺機能亢進症、悪性腫瘍（多発性骨髄腫、乳がん、肺がん）、ビタミンD過剰症、急性腎不全。

基準値　8.5〜10.1 mg/dL

低値

副甲状腺機能低下症、慢性腎不全、ビタミンD欠乏症、偽性低カルシウム血症（低タンパク血症）。

検査の目的

» カルシウムは骨の構成成分であるほかに、酵素の活性化、血液凝固、筋肉の収縮、神経刺激伝導、ホルモン分泌など、さまざまな働きをしている。

» 血清カルシウムは、骨から血中への溶出、腸管からの吸収、腎での排泄などによって増減し、それらは副甲状腺ホルモン（PTH、P.200）とビタミンDなどによって調節されている。

» 血清カルシウムの異常症状は、神経や筋に現れやすい。

» 副甲状腺ホルモンやビタミンDの過剰ないし欠乏をきたす
疾患で測定が必要となる。

検査の方法 ··

» アルセナゾⅢ法による。

検査結果からわかること ···

» 高値を示す場合は、ビタミンD（腸管のカルシウム吸収・腎臓のカル
シウム再吸収の促進）、ビタミンA（骨吸収促進）、サイアザイド系
利尿薬（腎尿細管のカルシウム再吸収を促進）などの投与・過剰摂取
が疑われる。

» 低値を示す場合は、低アルブミン血症（見かけ上の低カルシウム
血症を示すもの）が疑われる。

観察&看護のポイント

» 一般に、血清カルシウム濃度が14mg/dL以上になると症
状が出るが、それ以下でも要注意。高値になると食欲がな
くなり、口渇感、脱力感が出現する。さらに進行すると、
意識障害が現れ、危険な状態になる。

» カルシウムが高値の場合には、生理食塩水の点滴、副腎皮
質ステロイド薬、カルシトニン製剤、ビスホスフォネートな
どで治療する。

» 不整脈やけいれん、自覚症状が強い場合は点滴でカルシウ
ムを補充するが、軽症の場合は経口カルシウム薬の投与で
徐々に回復する。

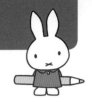

無機リン(P)
inorganic phosphate

基準値と異常値の原因

高値
副甲状腺機能低下症、急性腎不全、慢性腎不全。

基準値 2.4〜4.3 mg/dL

低値
副甲状腺機能亢進症、ビタミンD欠乏症、食事での摂取不足、吸収不良症候群。

検査の目的

» リンは骨の成分であるとともに、エネルギー代謝、糖代謝、タンパク質リン酸化、酸塩基平衡などにさまざまな働きをする。細胞内では大部分が有機リン酸化合物として存在するが、通常、血中で測定するのは無機リンである。

» 血清リン濃度は、腸管からの吸収、骨からの移動、体内利用、腎臓からの排泄などで調節される。

» 副甲状腺ホルモン(PTH、P.200)は腎臓でのカルシウム(P.158)の再吸収を促進すると同時に、尿中へのリンの排泄を促し、

カルシウムとリンの合計の溶解量を一定に保っている。

» 血清リン濃度の測定は、骨代謝にかかわる疾患や副甲状腺疾患などで病態の解析に有用である。

» リンはカルシウムと一緒に測定し、とくにカルシウム濃度に異常がある場合の病態の解析に使われる。

検査の方法

» 酵素法による。

» 日内変動（午前が低く、午後が高い）があり、食後に高くなる傾向があるので、一定条件下で複数回測定して評価する。

検査結果からわかること

» 腎不全ではリンの排泄障害により、血中濃度が高くなる。

» 悪性腫瘍（多くは悪性リンパ腫、白血病）に対する化学療法、放射線療法によって細胞内リンが血中に放出され、高値になる。

観察&看護のポイント

» 軽度の低リン血症は慢性的に食事の摂取が不良であったり、アルミゲルなどの吸着性をもった制酸薬の長期大量服用で起こりやすくなる。

» 高度の低リン血症は、アルコール依存症や神経性食思不振症などで認められる。

» 高度の低リン血症は、細胞のエネルギー代謝障害を引き起こすことから、錯乱、けいれん、昏睡、心不全、呼吸不全などの症状が現れるため、すみやかに医師による処置が必要である。

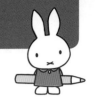

マグネシウム (Mg)
magnesium

基準値と異常値の原因

高値
腎不全（マグネシウムの排泄障害から高値になる）。
マグネシウム含有薬剤（下剤、抗潰瘍薬など）投与
の場合、高値になる可能性がある。

 基準値 1.8〜2.4 mg/dL

低値
吸収不良症候群、アルコール依存症。
ループ利尿薬投与の場合、マグネシウム排泄を促進
し低値になる可能性がある。

検査の目的

» マグネシウムは多くの酵素の活性化、神経伝導、筋収縮などにおいて重要な働きをしている。

» 生体内に約25gが存在し、その約60％が骨に、残りのほとんどが筋肉や細胞にある。血中には1％ほどしか存在しないが、その濃度は一定に維持されている。

» 一般的に低マグネシウム血症は、低カルシウム血症をともなうことに注意する。

» 血清マグネシウム濃度は筋力低下、テタニー、不整脈などがあるときに検査される。

» 体内のマグネシウムは腎臓からの排泄によって調節されるので、高マグネシウム血症は腎機能障害にともなって見られる。脱力感、低血圧、呼吸障害などの症状が見られる。

検査の方法
» 酵素法による。

検査結果からわかること
» 高値では、まず腎機能障害が疑われる。

» 低値では、腸管からの吸収障害、または腎臓からの排泄過剰が疑われる。

観察&看護のポイント

» 長期にわたる高カロリー輸液投与時は、マグネシウムの摂取不足に注意する。

» マグネシウム欠乏時には、テタニー、振戦、うつ、意識障害、感覚障害などの症状が現れるので、安全管理を徹底する。

» 下痢が続くとマグネシウムが不足することがあるので注意する。

鉄(Fe)
iron

基準値と異常値の原因

高値

鉄貯蔵の増加（ヘモクロマトーシス、ヘモジデローシス）。

造血障害（再生不良性貧血、巨赤芽球性貧血、溶血性貧血）。

実質臓器の崩壊（急性肝炎）。

 基準値
男性　60～200 μg/dL
女性　50～160 μg/dL

低値

鉄の欠乏（鉄欠乏性貧血）。

造血の亢進（真性多血症、妊娠）。

鉄利用障害（悪性腫瘍、関節リウマチ、無トランスフェリン血症）。

検査の目的

» 体内に存在する鉄は成人で3～4g程度。そのうち60～

70％は赤血球のヘモグロビンにふくまれ、残りは筋肉や肝臓、脾臓などに蓄えられている。

» 食事から体内に吸収される鉄は1日約1mgで、同量の約1mgが便、尿、汗などから排泄される。

» 血清鉄の検査は、鉄欠乏性貧血や鉄過剰症の診断に必須である。

» 鉄量の評価は、必ず総鉄結合能あるいは不飽和鉄結合能(P.168)を同時に検査してから行う。

検査の方法

» 比色法による。

» 鉄は朝が高値となり、夜間は低値となる。

観察&看護のポイント

» 女性は月経があるために、平均して毎日およそ2mg/dLの鉄が失われるので、貧血になりやすい。成人女性の10〜20％に鉄欠乏性貧血が見られる。

» 鉄欠乏性貧血は徐々に進行するため、症状を訴えることが少ない。しかし、貧血の初期症状として階段や坂道を上がるときの息ぎれなどがあるので、患者の話によく耳を傾けることが重要である。

» 鉄欠乏性貧血が高度の場合には、運動は細胞の酸素不足を助長するため、安静を保つようにしてもらう。

» 食事は鉄や葉酸、ビタミンB、Cなどをふくむ食品を十分摂取し、バランスの取れた食事をするよう指導する。

フェリチン
ferritin

基準値と異常値の原因

高値

貯蔵鉄の増加（ヘモクロマトーシス、ヘモジデローシス）。

細胞破壊（悪性腫瘍、炎症、手術）。

基準値　**男性　26〜240 ng/mL**
　　　　　　女性　12〜74 ng/mL

低値

鉄の欠乏（鉄欠乏性貧血）。

造血の亢進（真性多血症）。

検査の目的

» 鉄貯蔵タンパクであるフェリチンの役割は、鉄を細胞内に貯蔵し、トランスフェリンとの間で鉄のやりとりをしながら血清鉄の値を常に適切に維持することである。

» 血清フェリチン値は肝臓や脾臓など体内に貯蔵されている鉄の量を反映する。

» 鉄欠乏性貧血における鉄欠乏状態の把握や、鉄過剰の判定に有用である。

» CLIA法による。

検査結果からわかること

» 細胞が破壊される病態ではフェリチン値は増加するので、悪性腫瘍や炎症で高値になる。

» 著しい高値はヘモクロマトーシスが疑われる。輸血を何度も受けている患者は、肝臓や膵臓などに鉄が沈着し、ヘモクロマトーシスになる。

» 低値は、かくれ貧血ともいえる潜在性鉄欠乏状態を示す。

» 新型コロナウイルス感染症でも高値になる。

観察&看護のポイント

» 鉄欠乏性貧血の患者に鉄剤を投与すると、ヘモグロビン濃度や血清鉄は比較的すみやかに改善されるが、血清フェリチンが増えていないと、鉄剤を中止すれば貧血が再発するので注意する。

» 鉄欠乏性貧血では、必ず血清フェリチンを検査し、少なくとも20ng/mL以上になるまで鉄剤を服用するように指導する。

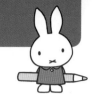

総鉄結合能 (TIBC)・
total iron-binding capacity

不飽和鉄結合能 (UIBC)
unsaturated iron-binding capacity

基準値と異常値の原因

高値

高値

鉄の欠乏 (鉄欠乏性貧血)。
造血の亢進 (真性多血症、妊娠)。

 基準値

TIBC	男性	253〜365 µg/dL
	女性	246〜410 µg/dL
UIBC	男性	77〜304 µg/dL
	女性	132〜412 µg/dL

低値

トランスフェリンの合成障害 (肝硬変、無トランスフェリン血症)。
トランスフェリンの体外喪失 (ネフローゼ症候群)。
トランスフェリンの代謝異常 (鉄過剰、悪性腫瘍、慢性炎症)。

低値

検査の目的

» 血清中の鉄は、血清タンパクのトランスフェリンと結合しており、全トランスフェリンが結合できる鉄の量を総鉄結合能 (TIBC) という。通常は血清中トランスフェリンの約3分の1が鉄と結合し、残りの約3分の2が未結合の状態すなわち不飽和鉄結合能 (UIBC) として存在している。

» 体内の鉄が不足すると TIBC も UIBC も増加する。

» TIBC と UIBC を測定することは、鉄欠乏症、鉄過剰症の病態を解析するのに重要である。

検査の方法

» 比色法による。

検査結果からわかること

» 高値では鉄欠乏性貧血の可能性が高い。

» 低値では、トランスフェリンが減少する肝硬変やネフローゼ症候群が疑われる。

観察&看護のポイント

» 血清鉄は鉄欠乏性貧血でも慢性炎症性疾患でも低値になる。しかし、TIBC や UIBC は鉄欠乏性貧血では値が上昇し、トランスフェリンが減少する慢性炎症性疾患による貧血では、反対に低値になるのが特徴である。

» 鉄欠乏性貧血では鉄剤を服用するが、慢性炎症性疾患による貧血には鉄剤は無効か、かえって副作用が出ることがあるので注意する。

ビタミンB₁₂
vitamin B₁₂ (cobalamin)

基準値と異常値の原因

高値
骨髄増殖性疾患（慢性骨髄性白血病、真性多血症、骨髄線維症など）、悪性腫瘍、肝細胞壊死（急性肝炎、劇症肝炎など）。

基準値　233〜914 pg/mL

低値
悪性貧血、胃切除後、萎縮性胃炎、吸収不良症候群、ブラインドループ症候群、ゾリンジャー・エリソン症候群。

検査の目的

» ビタミンB₁₂は、葉酸とともに赤血球の合成に不可欠のビタミンとして知られ、欠乏すると巨赤芽球性貧血 (悪性貧血) の原因となる。

» 巨赤芽球性貧血の診断に必要。葉酸欠乏症でも同様の貧血を起こすので、鑑別のために血中葉酸値も測定する。

検査の方法

» CLIA法による。

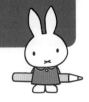

銅 (Cu)
copper

基準値と異常値の原因

高値
閉塞性黄疸、悪性リンパ腫、悪性腫瘍。

 基準値　70〜130 μg/dL

低値
ウイルソン病（セルロプラスミンの合成障害）、メンケス症候群（銅の吸収障害）、栄養障害、貧血（ヘモグロビン合成障害）。

検査の目的

» 銅は筋肉や骨、肝臓などに分布し、造血、骨代謝などに必要なミネラル。欠乏すれば、これらの代謝が阻害される。
» 血中では、約95%が銅を運搬するタンパク質セルロプラスミンと結合して存在する。
» 銅代謝の異常が疑われるときに検査する。日常の診療で銅を検査することは、セルロプラスミンが先天的に欠乏しているウイルソン病の診断以外ではあまりない。

検査の方法

» 比色法による。

動脈血pH
arterial blood pH

基準値と異常値の原因

高値

呼吸性アルカローシス（過換気症候群、発熱、酸素欠乏、肺塞栓、肺線維症、ヒステリー）。
代謝性アルカローシス。

基準値　7.35〜7.45

低値

呼吸性アシドーシス（換気不全、肺炎、肺気腫、肺水腫、気管支喘息）。
代謝性アシドーシス（糖尿病、急性膵炎、肝性昏睡、飢餓、脱水、下痢、嘔吐、腎不全）。

検査の目的

» 血液はpHが弱アルカリ性に保たれるように肺や腎臓で調節されている。

» 動脈血pHは、酸素分圧（PaO2）、二酸化炭素分圧（PaCO2）とともに、動脈血ガス分析によって測定される。これらの測

定値をもとに動脈血酸素飽和度 (SaO₂)、重炭酸イオン濃度
(HCO₃⁻)、過剰塩基 (BE) を計算により求める。

» 動脈血 pH は、体液の酸塩基平衡状態を把握するために用
いられる。

検査の方法

» 電極法による動脈血ガス分析。
» 穿刺の際、被験者が痛みにより息をこらえないよう支援する。

検査結果からわかること

» 酸塩基平衡の異常は、呼吸不全もしくは緩衝系や腎障害に
よる代謝障害で起こる。pH 高値では呼吸性アルカローシス、
代謝性アルカローシス、pH 低値では呼吸性アシドーシス、
代謝性アシドーシスがある。

観察&看護のポイント

» 動脈血 pH に異常があるときは、酸塩基平衡を正常に保つ
代償機構の働きが追いつかず、生体に重大な異変が起きて
いることを意味する。すみやかに原因を突き止めて対応し
なければならない。
» 呼吸性アシドーシス・アルカローシスを防ぐには、呼吸状
態を中心としたバイタルサインと身体の状態に注意する。
» 呼吸に異常が見られるときは、気道からの分泌物の性状や
量をチェックする。
» 呼吸困難に関連する随伴症状の有無に気をつけ、呼吸にと
もなう苦痛が軽減または消失するよう支援する。

酸塩基平衡検査

動脈血CO₂分圧
（PaCO₂）
CO₂ partial pressure, arterial blood

基準値と異常値の原因

高値

神経筋疾患による呼吸麻痺（重症筋無力症、灰白髄炎、筋ジストロフィーなど）。

心肺疾患（肺炎、気胸、肺気腫、肺がん、重症喘息、うっ血性心不全など）。

基準値　35～45 mmHg

低値

不安など心因的要因や、中枢神経疾患、心肺疾患、薬剤投与などによる過換気状態。

検査の目的

» PaCO₂とは、動脈血中に取り込まれている二酸化炭素の圧力のこと。肺胞換気量と逆比例し、呼吸障害があるときは値が上昇し、過換気では低値となる。

» 喘息発作時の呼吸不全に対する呼吸状態の評価に有効。

検査の方法

» 電極法による動脈血ガス分析。

動脈血O₂分圧 (PaO₂)

O₂ partial pressure, arterial blood

 基準値　80〜100 mmHg

低値

吸入酸素濃度の低下。肺胞での換気障害（慢性閉塞性肺疾患、喘息重積発作、神経筋疾患、胸部疾患、窒息、代謝性アルカローシスなど）。

換気・血流量の不均等等（肺梗塞、気管支喘息、慢性閉塞性肺疾患、慢性気管支炎など）。

肺胞でのガス拡散異常（間質性肺炎、肺炎、肺うっ血、心不全、急性呼吸窮迫症候群〈ARDS〉など）。

検査の目的

» 酸素分圧 (PaO₂) は、動脈血二酸化炭素分圧 (PaCO₂)、動脈血pH (P.172) とともに、動脈血ガス分析によって測定される。

» PaO₂は肺における血液酸素化能力の指標であり、PaO₂の低下は呼吸不全を示す。

検査の方法

» 電極法による動脈血ガス分析。

単位の読み方 mmHg ➡ ミリ水銀柱　または　ミリエイチジー

血漿重炭酸 (HCO₃⁻)
plasma bicarbonate

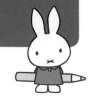

基準値と異常値の原因

高値

呼吸性アシドーシス（肺胞低換気をきたす疾患）。

代謝性アルカローシス（大量の嘔吐、利尿薬の投与）。

 基準値　24 ± 2 mEq/L

低値

呼吸性アルカローシス（過換気症候群、間質性肺炎、肺塞栓症）。

代謝性アシドーシス（腎不全、飢餓、糖尿病ケトーシス）。

検査の目的

» 酸塩基平衡を保つために、もっとも重要な働きをしているのがHCO_3^-による重炭酸緩衝系である。

» 動脈血の$PaCO_2$ (P.174) が上昇すれば（呼吸性アシドーシス）、代償機能としてHCO_3^-が増加する。$PaCO_2$が低下すればHCO_3^-が低下する。

検査の方法

» 電極法による動脈血ガス分析。

過剰塩基（BE）
base excess

基準値と異常値の原因

高値（＋5以上の場合）
代謝性アルカローシス（嘔吐、下痢など）。

基準値　－2〜＋2 mEq/L

低値（－5以下の場合）
代謝性アシドーシス（ショック、腎不全、糖尿病など）。

検査の目的

» 過剰塩基（BE）は緩衝作用をもつ塩基を個人ごとにとらえなおしたもので、代謝性の酸塩基平衡異常の指標となる。

» BEは当該する患者の緩衝塩基から通常の緩衝塩基を引いた数値で表される。

» 血液ガス分析では、BEは重炭酸（HCO_3^-）から求められるので、HCO_3^-の濃度変化とほぼ同じ意味をもつと考えてよい。

検査の方法

» 電極法による動脈血ガス分析。

血漿浸透圧
plasma osmotic pressure

基準値と異常値の原因

高値

高ナトリウム血症（中枢性尿崩症、脱水によるものなど）、高血糖、糖尿病性昏睡、激しい下痢、発汗、高尿素窒素、高尿酸血症、ナトリウム過剰摂取など。

基準値　285〜295 mOsm/L

低値

低ナトリウム血症（SIADH、浮腫）、浸透圧利尿、甲状腺機能低下症、ナトリウム摂取不足。

検査の目的

» 血漿浸透圧を測定することにより、体液の濃縮・希釈の傾向を知ることができる。これによって、血中Naの異常や抗利尿ホルモン（ADH）分泌異常、腎における尿の希釈や濃縮能異常を検出する。

» 血漿中のおもな浸透圧物質はNa、Clなどの電解質とグルコース、尿素で、これらは浸透圧調節機構で一定の幅に調節さ

れている。

» 脱水や昏睡状態では、体液の恒常性を見る必須の指標となる。

検査の方法

» 氷点降下法による。

検査結果からわかること

» 浸透圧は、基本的には口渇による水分摂取と、抗利尿ホルモン(ADH、バソプレシン)を介した尿量によって調節されている。水分摂取が少ないと、体液量が減少して浸透圧が上昇、ADHの分泌が亢進する。これによって尿細管からの水分再吸収が促進されて、血漿浸透圧を低下させる。

» 脱水では高値、浮腫では低値となる。

観察&看護のポイント

» 重度の高ナトリウム血症の場合、意識障害 (傾眠)、見当識障害、頻脈、血圧低下といった症状が現れる。一方、重度の低ナトリウム血症の場合、意識障害 (傾眠、昏睡)、けいれんといった症状が現れるので注意する。

» 脱水のときには水分補給、浮腫のときには水分制限もふくめて水分出納の改善に配慮する。

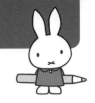

成長ホルモン(GH)
growth hormone

基準値と異常値の原因

高値
下垂体性巨人症、先端巨大症、GH産生腫瘍。

基準値　**男性　1.5 ng/mL 以下**
　　　　女性　0.2〜9.0 ng/mL

低値
下垂体性低身長症、下垂体機能低下症。

検査の目的

» 成長ホルモン(GH)は、下垂体から分泌される成長を促すホルモン。骨を成長させるため骨端部軟骨の増殖を促進し、身長を伸ばす。筋肉を増やすタンパク合成促進のほか、脂肪分解促進、抗インスリン作用などをもつ。

» GHの分泌は、視床下部のコントロールを受ける。視床下部から分泌されるGH放出ホルモン(GRH)によって分泌が促進され、GH抑制ホルモン(ソマトスタチン)によって分泌が抑制される。

» 下垂体性低身長症、下垂体性巨人症、先端巨大症の診断のほか、視床下部−下垂体系の内分泌機能の評価に有用である。

検査の方法

» CLEIA法による。
» GHは睡眠中に分泌が増加するなど、日内変動が著しい。そのため、1回の血液検査の結果だけから診断するのはむずかしい場合がある。そのときはインスリン (P.138)、グルカゴン・プロプラノロール、アルギニン、グルコースなどの負荷試験や、夜間睡眠中の分泌量測定を行う。

検査結果からわかること

» 高値は巨人症、低値は低身長症がまず疑われる。

観察&看護のポイント

» GHの基礎分泌量が少なく、下垂体性低身長症が疑われる場合は、分泌刺激試験を行って確認する。下垂体自体に異常がある疾患の場合、刺激には反応しない。
» GH基礎分泌量が多く、下垂体性巨人症あるいは先端巨大症が疑われる場合には、分泌抑制試験が行われる。
» 下垂体性巨人症、先端巨大症の場合、治療後も顔貌の変化はもとに戻らないため、身体面の変化を患者がどのように受け止めているかを確かめ、患者自身がボディイメージを再構築できるように援助する。

副腎皮質刺激ホルモン（ACTH）
adrenocorticotropic hormone

基準値と異常値の原因

高値
高値
下垂体ACTH産生腫瘍（クッシング病）、アジソン病、ネルソン症候群、分娩、ストレス状態。

基準値　5〜40 pg/mL（早朝空腹安静時）

低値
低値
下垂体前葉機能低下症（シモンズ症候群、シーハン症候群）、副腎皮質腫瘍によるクッシング症候群、副腎皮質ステロイド薬の長期使用。

検査の目的

» 視床下部−下垂体−副腎皮質系に異常があるかを検査する。

» ACTHは下垂体前葉から分泌され、生体にとって重要な副腎皮質ホルモンの産生と分泌をコントロールする。副腎皮質に作用して、コルチゾールやアルドステロンの分泌を促進する。また、メラニン細胞刺激作用もある。

» ACTHは、視床下部から分泌される副腎皮質刺激ホルモン

放出ホルモン (CRH) によって分泌を促進され、副腎皮質ホル
モンによって分泌を抑制される。

» 副腎皮質ホルモン過剰による高血圧、ムーンフェイス（満月
様顔貌）、中心性肥満などの症状は同じでも、下垂体の異常
に原因があるクッシング病と、副腎皮質に異常のあるクッ
シング症候群とがある。治療方針が異なるので、ACTH を
検査して両者を鑑別する。

検査の方法

» ECLIA 法による。
» ACTH はストレスによって増加するので、採血時に針を刺す
ときも注意する。
» 採血は早朝空腹時、30 分以上の安静臥床後の条件がよい。

観察&看護のポイント

» クッシング病の場合は、体型の変化や筋力の低下による転
倒、骨折、外傷を防ぐようにする。ストレスの軽減や、ボディ
イメージの変化に対するケアを行う。
» アジソン病の場合は、起立性低血圧による転倒に注意する。
起き上がりの際には、めまいがないことを確かめ、徐々に
体を動かすように援助する。ストレスの予防に努め、低血
糖時の対処ができるように指導する。

黄体形成ホルモン

(LH)

luteinizing hormone

基準値と異常値の原因

高値

原発性卵巣機能不全（ターナー症候群など）、原発性精巣機能不全（クラインフェルター症候群など）、睾丸女性化症候群、更年期、閉経後、中枢性思春期早発症、多嚢胞性卵巣症候群。

基準値

男性	1〜10 mU/mL	
女性	1〜16 mU/mL	（卵胞期）
	3〜90 mU/mL	（排卵期）
	1〜30 mU/mL	（黄体期）
	4〜80 mU/mL	（閉経期）

低値

下垂体前葉機能低下症、神経性食思不振症、カルマン症候群。

検査の目的

» LHは、卵胞刺激ホルモン（FSH、P.186）とともに下垂体前葉から分泌されるゴナドトロピンのことを指す。卵巣や精巣

などの性腺を刺激して性腺機能を維持する働きがある。

» 月経異常や不妊症の場合、原因がどこにあるかを調べるために LH を測定する。

» 下垂体は視床下部や性腺など、ほかの内分泌臓器とネットワークを組んで機能しているので、LH の測定は下垂体の状態の把握にも有効である。

検査の方法

» CLIA 法による。

» LH は性周期によって値が異なり、排卵期にもっとも高くなる。LH の基礎値測定では、卵胞期早期（月経周期の3〜7日目）に採血をする。

» LH は薬剤の影響を受けるので、性ホルモン剤投与時は、2 週間以上経過してから採血する。

検査結果からわかること

» LH が低値の場合は、大部分が下垂体機能不全によるものである。

» 卵巣機能異常の原因が下垂体にある場合は、LH は低値になる。

» 卵巣機能異常の原因が卵巣にある場合は、LH は高値となる。

観察&看護のポイント

» LH 低値かつ低血糖、意識障害出現時は汎下垂体機能低下症の可能性が高いので、早急に医師に報告する。

» LH 正常値〜高値かつ頭痛、視力障害があるときは下垂体腺腫の可能性が高いので、早急に医師に報告する。

内分泌検査

卵胞刺激ホルモン
（FSH）
follicle stimulating hormone

基準値と異常値の原因

高値
高値
卵巣または精巣機能低下症（ターナー症候群、クラインフェルター症候群、睾丸女性化症候群など）。

基準値

男性	1〜15 mU/mL	
女性	1〜14 mU/mL	（卵胞期）
	3〜25 mU/mL	（排卵期）
	1〜17 mU/mL	（黄体期）
	12〜235 mU/mL	（閉経期）

低値
低値
下垂体機能低下症、視床下部機能低下症、神経性食思不振症、シーハン症候群、シモンズ症候群。

検査の目的

» FSHは、黄体形成ホルモン（LH、P.184）とともに下垂体前葉から分泌されるゴナドトロピンで、卵巣や精巣など性腺を刺激する作用をもつ。

» FSHは視床下部から分泌されるゴナドトロピン分泌刺激ホルモン (Gn-RH) によって刺激され、さらにエストロゲンなどの性ホルモンによって分泌が抑制されている。FSHは、女性の場合は卵巣に作用して卵胞成熟が促進される。男性の場合は、睾丸に作用して精子形成を促す。

» 月経異常や不妊症の場合、原因がどこにあるかを調べるためにFSHを測定する。

検査の方法

» CLIA法による。

» 女性は性周期により大きく変動するため、検査時期に注意する必要がある。FSHの基礎値測定は、卵胞期早期 (月経周期3〜7日目) に採血をする。

» FSHは薬物の影響を受けるので、性ホルモン剤投与時は2週間以上経過してから採血する。

検査結果からわかること

» FSHの高値は、卵巣や精巣の機能低下が疑われる。

» FSHが低値になる疾患は、ほとんどが下垂体異常によるもので、通常、LHの低下をともなう。

» 多嚢胞性卵巣症候群ではLHのみ上昇、FSHは正常である。

観察&看護のポイント

» FSH低値かつ低血糖、意識障害出現時は汎下垂体機能低下症の可能性が高いので、早急に医師に報告する。

» FSH正常〜高値かつ頭痛、視力障害をともなうときは下垂体腺腫の可能性が高いので、早急に医師に報告する。

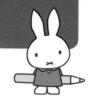

プロラクチン（PRL）
prolactin

高値
視床下部器質的障害、プロラクチン産生腫瘍、原発性甲状腺機能低下症、薬剤服用（エストロゲン製剤、ドーパミン拮抗薬）、プロラクチノーマ。

 基準値　**男性　1〜10 ng/mL**
　　　　　　　　女性　1〜15 ng/mL

低値
下垂体機能低下症、甲状腺機能亢進症。

検査の目的

» プロラクチン（PRL）は下垂体前葉から分泌され、乳腺に作用して出産後の乳汁分泌を促す作用をもつ。

» 女性の場合、PRLが妊娠、産褥期以外に高値になるのは異常であり、視床下部障害や下垂体腺腫などの疾患の鑑別に役立つ。

» 性腺機能低下症や、乳汁漏出無月経症候群の診断にも用い

られる。

検査の方法

» CLIA法による。

» 妊娠の有無、種々の薬剤服用について、十分な問診を行う。

» PRLは日内変動を示し、明け方の起床前にもっとも高くなるので、基礎値の測定は起床後2～3時間たった頃に採血するのが適している。

検査結果からわかること

» PRLの高値は、下垂体の腫瘍や甲状腺機能低下、または視床下部の傷害が疑われる。

» PRLの低値は、下垂体機能の低下が疑われる。

観察&看護のポイント

» PRL高値で腫瘍による圧迫症状(視野障害、頭痛)のある場合は、早急に医師に報告する。

» 下垂体機能低下症状のある場合も、医師に報告する。症状は不足ホルモンによって異なり、副腎皮質刺激ホルモン(ACTH、P.182)の不足では倦怠感、低血圧など、成長ホルモン(GH、P.180)不足では成長の遅れなどがある。

» PRLの分泌量は薬剤の影響を受けるものがある。エストロゲン製剤やドーパミン拮抗薬で高値になるので注意する。

» プロラクチノーマの場合は、薬物療法のケアが必要になる。ドーパミン作動薬を投与する際は、悪心、胃痛、便秘、立ちくらみ、鼻閉などの副作用の観察と処置を行う。

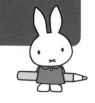

甲状腺刺激
ホルモン(TSH)

thyroid stimulating hormone

基準値と異常値の原因

高値

甲状腺疾患(原発性甲状腺機能低下症、慢性甲状腺炎)。

視床下部-下垂体疾患(TSH産生下垂体腫瘍)。

  基準値 0.3〜4.0 μU/mL

低値

甲状腺疾患(バセドウ病、亜急性甲状腺炎、プランマー病)。

視床下部-下垂体疾患(下垂体機能不全)。

検査の目的

» 甲状腺刺激ホルモン(TSH)は下垂体から分泌され、甲状腺ホルモンの合成と分泌を促進する。また、甲状腺組織の増殖を促進する作用もある。

» TSHは、視床下部から分泌される甲状腺刺激ホルモン放出ホルモン(TRH)によって分泌が促進され、甲状腺ホルモン

(P.194) によってフィードバック抑制される。

» 視床下部ー下垂体ー甲状腺系に障害がある場合の診断に有用。甲状腺に異常が考えられる場合には、甲状腺ホルモンとともに検査される。

» バセドウ病や橋本病 (慢性甲状腺炎) はとくに女性に頻度が高い疾患で、甲状腺ホルモンを測定するだけでなく、TSH も同時に検査して診断を確定する。

» 橋本病の場合、軽度の病態では甲状腺ホルモンが低下していないこともあるが、甲状腺を刺激するためにTSH が多く分泌されていれば、甲状腺機能が低下していると判断できる。

検査の方法

» CLIA法による。採血した血液を分析器にかけて測定する。

検査結果からわかること

» TSH の上昇は甲状腺機能低下を、TSH の低下は甲状腺機能亢進を意味するので、甲状腺疾患が疑われる。

観察&看護のポイント

» TSH値に異常が見られるときは、甲状腺ホルモン薬、ステロイドホルモン薬使用の有無を確認する。

» 橋本病の患者に甲状腺ホルモンを投与すると、甲状腺ホルモンは増える。ただし、甲状腺ホルモンが基準値になっても、TSH が高値のままなら、治療がまだ十分ではないと判断される。TSH は治療後の効果を見るためにも、欠かせない検査である。

抗利尿ホルモン
（ADH）
antidiuretic hormone

基準値と異常値の原因

ADH高値

かつ血漿浸透圧が高値　腎性尿崩症。

かつ血漿浸透圧が低値　ADH不適合分泌症候群。

　基準値　0.3〜3.5 pg/mL

ADH低値

かつ血漿浸透圧が高値　中枢性尿崩症（尿崩症）。

かつ血漿浸透圧が低値　心因性多飲症。

検査の目的

» 抗利尿ホルモン（ADH）はバソプレシンとも呼ばれ、視床下部の視索上核と室傍核で合成され、下垂体後葉から分泌される。腎の集合管に作用して水分再吸収を高め、体液の浸透圧と体液量を一定に保つ働きがある。

» ADHの分泌は血漿浸透圧（P.178）によってコントロールされている。通常、血漿浸透圧が高いとADHは高値になり、血漿浸透圧が低いとADHも低値になる。

» 尿崩症など、視床下部-下垂体後葉系の疾患を診断したり、

低ナトリウム血症の原因を調べるのに有用である。

検査の方法 ....

» RIA法（2抗体法）による。

» ADHは血中レベルが低く、化学的に不安定なため、EDTA入りの採血管に採血し、氷冷後すみやかに検査する。

» ADHは飲水条件、体位などの影響を受けて変動する。基礎値は、自由の飲水条件で30分安静仰臥した後で検査する。

» 飲水制限した場合は、自由飲水に比べてADHは高値になるので注意する。

検査結果からわかること ....

» 血漿浸透圧が低いにもかかわらずADHが高値になるのは、悪性腫瘍や肺疾患などで異常にADHが分泌される場合である。ADHの分泌過剰では、下垂体や視床下部に障害がある。腎臓がADHに反応しない腎性尿崩症では、高値にもかかわらず尿量が多くなる。

» ADHが低値のとき、血漿浸透圧が高ければADHの分泌低下による尿崩症が疑われる。

観察&看護のポイント

» 水中毒症状（意識障害、けいれん）の出現時は、早急に医師に報告する。

» 多尿時で脱水による意識障害の出現時は、早急に医師に報告する。

» 急激な血清ナトリウム値の上昇による四肢麻痺、意識障害出現時は、早急に医師に報告する。

甲状腺ホルモン

(T₃, T₄)

triiodothyronine, thyroxine

基準値と異常値の原因

高値

かつTSHが低値 原発性甲状腺機能亢進症（バセドウ病、プランマー病など）、亜急性甲状腺炎、無痛性甲状腺炎。

かつTSHが正常～高値 TSH産生下垂体腫瘍など。

基準値　T₃　0.7～2.1 ng/mL
　　　　　 T₄　5.0～13.0 μg/dL

低値

かつTSHが高値 原発性甲状腺機能低下症（橋本病〈慢性甲状腺炎〉、粘液水腫など）。

かつTSHが正常～低値 下垂体性甲状腺機能低下症。

検査の目的

» 甲状腺ホルモンにはトリヨードサイロニン（T₃）とサイロキシン（T₄）の２種類があり、血中濃度はT₄が約99%を占める。

» 甲状腺ホルモンは基礎代謝を高める作用があり、末梢組織でT₄は脱ヨード化して生理活性の高いT₃に変換される。

» T₃およびT₄は甲状腺機能の評価に有用である。軽度の甲状腺機能異常症で血中濃度には異常が検出されなくても、フィードバック抑制によって甲状腺刺激ホルモン (TSH、P.190) に異常が見られることがある。このため、同時にTSHを測定して甲状腺機能を評価する。

検査の方法

» CLIA法による。

検査結果からわかること

» T₃およびT₄が高値のとき、TSHが低値なら原発性の甲状腺機能亢進症が疑われる。

» T₃およびT₄が低値のとき、TSHが高値なら甲状腺機能低下症が疑われる。

観察&看護のポイント

» 橋本病はとくに女性に発症頻度が高いが、疲労感、むくみ、無気力などの症状がほかの病気と鑑別しにくいため、うつ病などと間違われやすく、見逃されていることもあるので注意する。

TSH受容体抗体
（TRAb）
TSH-receptor antibody

基準値と異常値の原因

高値
バセドウ病（グレーブス病）。

 基準値　1.0 IU/L未満

検査の目的

» TSH受容体は糖タンパクで、TSHが結合すると活性化される。この受容体に対する自己抗体がバセドウ病患者の血中に認められる。この抗体はTSH受容体抗体と呼ばれて、受容体と結合して甲状腺ホルモンの過剰分泌をもたらし、甲状腺機能を亢進させる。

» TSHによる刺激を阻止する自己抗体（甲状腺刺激阻止抗体）も存在し、この場合は甲状腺機能低下症を起こす。

» 甲状腺機能亢進時のバセドウ病を鑑別するのに有用である。

検査の方法

» EIA法による。

抗サイログロブリン 抗体(TgAb)

antithyroglobulin antibody

基準値と異常値の原因

高値

高値
バセドウ病、橋本病（慢性甲状腺炎）。

　基準値　0.3 U/mL 未満

検査の目的

» サイログロブリンは甲状腺濾胞細胞にふくまれる糖タンパクで、これに対する自己抗体を抗サイログロブリン抗体と呼ぶ。抗マイクロゾーム抗体とともに甲状腺の代表的な自己抗体である。

» 自己免疫性甲状腺疾患が疑われる場合は抗甲状腺ペルオキシダーゼ抗体 (TPO抗体、P.199) を同時に測定する。

» 抗サイログロブリン抗体の橋本病での陽性率は75〜80％、バセドウ病では50〜60％程度といわれる。

» 橋本病、バセドウ病の診断に有用である。

検査の方法

» RIA法（2抗体法）による。

単位の読み方　U/mL ➡ ユニットパーミリリットル　　　**197**

3
血液生化学検査

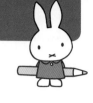

抗マイクロゾーム抗体（McAb）

antimicrosomal antibody

基準値と異常値の原因

陽性

陽性

橋本病（慢性甲状腺炎）、バセドウ病、特発性粘液水腫、甲状腺腫瘍、SLE、そのほかの膠原病。

基準値 100倍未満（陰性）

検査の目的

» 抗マイクロゾーム抗体は、甲状腺濾胞細胞のマイクロゾーム分画に対する抗体で、バセドウ病や橋本病で高率に陽性となる。ただし、成人の検診でも数%〜10%前後の陽性が見られる。これは潜在性自己免疫性甲状腺疾患が存在することを示すものと考えられる。

» 各種自己免疫疾患、糖尿病（とくにインスリン依存性）などでも陽性を示す。自己免疫性甲状腺疾患では治療によって、しだいに数値が低下するが、陰性化することはない。

» 甲状腺疾患の経過と予後の判定に用いる。

検査の方法

» PA法による。

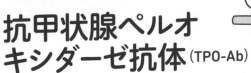

抗甲状腺ペルオ キシダーゼ抗体 (TPO-Ab)

antithyroid peroxydase antibody

基準値と異常値の原因

高値

高値
バセドウ病、橋本病（慢性甲状腺炎）。

基準値　0.3 U/mL 未満

検査の目的

» 甲状腺ペルオキシダーゼ(TPO) に対する自己抗体が抗甲状腺 ペルオキシダーゼ抗体である。抗サイログロブリン抗体と ともに代表的な甲状腺自己抗体である。

» 細胞傷害性があり、甲状腺組織の崩壊にともなう腫大が見 られる場合にまず測定される。バセドウ病の約90％、橋本 病のほぼ100％が抗TPO抗体の高値を示す。

» 甲状腺ホルモン投与で低値になることがあり、妊娠や出産 でも数値が変動する。出産後3〜6カ月後に免疫抑制状態 からの反跳現象で数値が上がることがある。

» バセドウ病、橋本病の診断に有用である。

検査の方法

» RIA 法（2抗体法）による。

単位の読み方　U/mL ➡ ユニットパーミリリットル

副甲状腺ホルモン

（PTH）

parathyroid hormone

基準値と異常値の原因 ···

高値

かつ血清Caが高値 原発性副甲状腺機能亢進症。

かつ血清Caが低値 慢性腎不全やビタミンD不足などによる続発性副甲状腺機能亢進症、偽性副甲状腺機能低下症。

 基準値

インタクトPTH	**6.5〜59.7 pg/mL**
高感度PTH	**180〜560 pg/mL**
PTH-N	**0.12 ng/mL以下**
PTH-C	**1.3 ng/mL以下**

低値

かつ血清Caが高値 ビタミンD過剰症、甲状腺機能亢進症、悪性腫瘍。

かつ血清Caが低値 特発性副甲状腺機能低下症。

検査の目的

» PTHは副甲状腺から合成・分泌されるホルモン。その働きは、第1に骨吸収を促進して血中カルシウムを増加させる。第2に腎尿細管でのリンの再吸収を抑制して、尿中へのリンの排泄を高める。第3に腎臓でビタミンDを活性化し、その活性型ビタミンDによって腸管でのカルシウム吸収を促進させることである。

» カルシウム、リンの代謝異常症での鑑別診断に重要である。

検査の方法

» ECLIA法による。

» 食事中のカルシウムの影響によりPTHが低下するので、早朝空腹時に採血する。

検査結果からわかること

» PTHが高値かつ血清カルシウムが高値の場合は、副甲状腺機能亢進症、血清カルシウムが低値の場合は腎不全が疑われる。

» PTHが低値かつ血清Caが高値の場合は、悪性腫瘍が疑われる。

観察&看護のポイント

» 低カルシウム血症で、呼吸筋けいれん、意識障害が出現したときは、早急に医師に報告する。

» 高カルシウム血症で、意識障害や急性腎不全が出現したときも、早急に医師に報告する。

内分泌検査

コルチゾール
cortisol

基準値と異常値の原因

高値

高値

副腎皮質の疾患（副腎皮質腫瘍・過形成によるクッシング症候群）。

下垂体の疾患（下垂体腫瘍によるクッシング病）。

異所性ACTH産生腫瘍。

 基準値　6〜22 μg/dL（早朝安静時）

低値

低値

原発性副腎機能不全（アジソン病）。

二次性副腎不全（下垂体機能不全）。

検査の目的

» コルチゾールは副腎皮質の束状帯から合成・分泌されるホルモンである。下垂体から分泌される副腎皮質刺激ホルモン（ACTH、P.182）によって分泌が促進される。

» コルチゾールの働きは、糖新生促進、脂質代謝促進、タンパク分解促進、水電解質代謝、消炎、免疫抑制、ストレスへの反応など多岐にわたり、生命の維持に重要な役割を果たしている。

» 視床下部 (CRH) - 下垂体 (ACTH) - 副腎系の異常を検出するのに有用である。

» 早朝のコルチゾールの測定だけで副腎皮質機能を評価することは困難なので、副腎機能異常が疑われた場合は、ACTHも測定する。また、日内リズムの有無を検討する。

検査の方法

» CLEIA法による。

» 採血は早朝空腹時、30分安静仰臥後に行うことが望ましい。

検査結果からわかること

» 高値では、副腎皮質の腫瘍または下垂体の異常が疑われる。

» 低値では、副腎機能不全が疑われる。

観察&看護のポイント

» クッシング症候群の特徴は、ムーンフェイス（満月様顔貌）、高血圧、中心性肥満、糖尿病、皮膚線条、骨粗鬆症など。

» クッシング症候群はコルチゾールの分泌過多によって起こるが、副腎皮質ステロイド薬で長期にわたり治療している患者でも同じような症状が見られるので注意する。

内分泌検査

レニン濃度
renin concentration

基準値と異常値の原因

高値

腎血管性高血圧、褐色細胞腫、レニン産生腫瘍、バーター症候群、21-ヒドロキシラーゼ欠損症。

基準値 **2.5～21.4 pg/mL** 安静臥位
       3.6～63.7 pg/mL 立位歩行

低値

原発性アルドステロン症、17α-ヒドロキシラーゼ欠損症、11β-ヒドロキシラーゼ欠損症。

検査の目的

» レニンは腎臓の傍糸球体細胞から分泌されるタンパク分解酵素である。肝臓で合成されるアンジオテンシノーゲンに作用してアンジオテンシンⅠを生成する。これにアンジオテンシンⅠ転換酵素 (ACE) が作用して、強い血圧上昇作用をもつアンジオテンシンⅡが産生される。アンジオテンシンⅡは副腎皮質に作用し、アルドステロンの分泌を促す。

» レニンの分泌は、腎血流量、心房性ナトリウム利尿ペプチドなどによって調節されている。腎血流量が減少すると、レニンの分泌が増加する。

» レニン - アンジオテンシン - アルドステロン系の検査は、高血圧やむくみの出る疾患の原因の確認や、病状の診断のために有用である。

検査の方法

» IRMA法（ビーズ固相法）による。

» 検査前に1時間ほど安静にしてから血液を採取する。

» 採取した血液は、遠心分離機にかけ、血漿部分をラジオイムノアッセイ法（放射性同位元素を利用する検査法）で調べる。

» 検査前日の夕食後から飲食は禁止。

検査結果からわかること

» 高値では腎血管の狭小化などが疑われる。

» 低値ではアルドステロンの過剰分泌が疑われる。

観察&看護のポイント

» とくに注意するものに、高血圧症、代謝性アルカローシス、副腎クリーゼ（副腎皮質ホルモンの極端な分泌上昇）などがある。

» 高血圧の場合は、血圧のコントロールが大切。禁煙に努め、塩分を抑えた食事やストレスのない生活を心がけるよう指導する。

アルドステロン
aldosterone

基準値と異常値の原因

高値

原発性アルドステロン症（副腎腺腫）、特発性アルドステロン症（副腎過形成）、レニン分泌増加による続発性アルドステロン症。

基準値　3〜13 ng/dL（早朝臥位）
5〜20 ng/dL（早朝立位）

低値

原発性副腎機能不全（アジソン病）、続発性副腎機能低下症。

検査の目的

» アルドステロンは、副腎皮質の球状帯から分泌されるミネラルコルチコイドである。レニン–アンジオテンシン系による刺激、下垂体からの副腎皮質刺激ホルモン（ACTH）による刺激によって分泌が促進される。

» アルドステロンは腎臓でのナトリウム再吸収とカリウム排

泄を促進し、水・電解質の調節、血圧調節に重要な役割を
果たす。

» 下垂体 - 副腎皮質系の異常、レニン - アンジオテンシン - ア
ルドステロン系の異常を診断するのに有用である。

» 高血圧症、水・電解質異常 (低カリウム血症)、代謝性アルカロー
シスなどの場合に検査する。

検査の方法

» RIA 法 (チューブ固相法) による。

» アルドステロン分泌は朝高く、夜間に低い日内変動がある。
また、立位では臥位の2倍程度に増加し、食塩摂取で低下
するので注意が必要である。

» 早朝空腹時に30分以上の安静臥床後に採血し、氷冷する。

» 検査前数日間は食塩摂取量を8～12g/日とする。

» アルドステロン分泌に影響する薬剤を検査2週間前から中
止する。

検査結果からわかること

» 高値ではアルドステロン症が疑われる。高血圧症で血清カ
リウム値 (P.156) が低い場合、原発性アルドステロン症の可
能性が高い。

» 低値では副腎機能不全が疑われる。

観察&看護のポイント

» 血圧低下、脱水、意識障害、発熱、嘔吐、ショック症状が
見られたら、早急に医師に報告する。

尿中17-ケトステロイド (尿中17-KS)

17-ketosteroids

基準値と異常値の原因

高値

男性ホルモン産生腫瘍、先天性副腎皮質過形成、クッシング症候群 (副腎腺腫をのぞく)、甲状腺機能亢進症。

基準値 男性 4.6〜18.0 mg/日
女性 2.4〜11.0 mg/日

低値

アジソン病、続発性副腎機能低下症、先天性副腎皮質過形成 (17α-ヒドロキシラーゼ欠損症)。

検査の目的

» 尿中17-KSは性ステロイドの代謝物の総和として測定できるので、さまざまな副腎性、性腺性腫瘍を発見するのに有用である。

» 尿中17-KSは7歳以降しだいに増え続け、思春期に著増する。20〜30歳代で最大値に達し、それ以降は加齢とともにしだいに減っていく。

» 尿中に排泄される17-KSは、健康な成人男性の場合、約3
分の2が副腎由来、残りの3分の1が性腺由来である。小
児や女性の場合は、ほとんどが副腎由来である。

検査の方法
» 蓄尿法による。
» 必ずトルエン入りの蓄尿検体を用いる。採尿状態が検査に
大きな影響をおよぼすので、正しい採尿を行うことが重要
である。
» 尿量に変化がある場合は、同時にクレアチニン (P.124) を測
定するのが望ましい。

検査結果からわかること
» 高値では、副腎機能亢進、性ホルモン産生過剰、甲状腺機
能の亢進などが疑われる。
» 低値では、副腎機能の低下が疑われる。

観察&看護のポイント
» 血圧低下、脱水、意識障害、発熱、嘔吐、ショック症状が
見られたら、早急に医師に報告する。

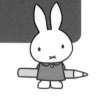

アンジオテンシン I, II

angiotensin I, II

基準値と異常値の原因

高値

バーター症候群、レニン産生腫瘍、褐色細胞腫など。

基準値　アンジオテンシンI　**500 pg/mL以下**
　　　　　アンジオテンシンII　**9〜47 pg/mL**

低値

特発性アルドステロン症、低レニン性本態性高血圧
など。

検査の目的

» アンジオテンシンIは、肝臓で生成されるアンジオテンシノーゲンに、腎傍糸球体から分泌されるレニンが作用して生成される。

» アンジオテンシンIにアンジオテンシン転換酵素が作用すると、アンジオテンシンIIに転換される。アンジオテンシンIIは強力な血管収縮作用とアルドステロン分泌作用をもつ。

検査の方法

» RIA法（2抗体法）、EIA法による。

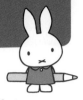

DHEA-S
dehydroepiandrosterone sulfate

基準値と異常値の原因

高値

クッシング症候群、先天性副腎皮質過形成、副腎がん、思春期早発症など。

基準値

年齢	男性	女性
20〜29歳	138〜519 µg/dL	73〜322 µg/dL
30〜39歳	98〜516 µg/dL	50〜270 µg/dL
40〜49歳	68〜429 µg/dL	33〜262 µg/dL
50〜59歳	53〜342 µg/dL	18〜210 µg/dL
60歳〜	13〜264 µg/dL	13〜154 µg/dL

低値

アジソン病、シーハン症候群、思春期遅発症、ターナー症候群、ウェルナー症候群、クラインフェルター症候群など。

検査の目的

» DHEA-Sは男性ホルモンの中間代謝産物で、おもに副腎皮質から分泌される。クッシング症候群の病型判定や、副腎皮質機能低下の診断などに用いられる。

検査の方法

» RIA法（チューブ固相法）による。

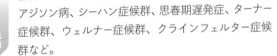

単位の読み方 µg/dL ➡ マイクログラムパーデシリットル

エストロゲン（卵胞ホルモン）
estrogen

基準値と異常値の原因 ....

高値

エストラジオール高値

エストロゲン産生卵巣腫瘍、卵巣過剰刺激症候群、
思春期早発症、妊娠、多胎、肝疾患。

エストリオール高値　多胎妊娠、肝疾患。

基準値 （単位：pg/mL）

	エストロン	エストラジオール	エストリオール
男性	30〜60	10〜40	0〜15
女性 卵胞期	10〜60	10〜80	0〜20
排卵期	25〜100	50〜350	5〜40
黄体期	25〜80	30〜150	5〜40
閉経後	20〜80	10〜30	0〜20

エストラジオール低値

卵巣機能不全、卵巣低（無）形成（ターナー症候群）。

エストリオール低値

低値

胞状奇胎、胎児赤芽球症、重症妊娠高血圧症候群、
腎機能障害。

検査の目的

» エストロゲンは卵胞に作用する性ホルモンの総称で、エストロン、エストラジオール、エストリオールの3種類がある。

» エストラジオールがもっとも強力で、胎盤や卵巣で多く合成される。精巣、副腎での合成は少量である。

» 月経異常や不妊症、更年期障害の診断に有用である。

検査の方法

» RIA法による。

» ホルモンの分泌は月経周期と深く関係しているため、検査時の月経周期を把握しておく。

検査結果からわかること

» エストラジオールが高値では卵巣の腫瘍が疑われる。

» エストラジオールが低値では卵巣機能不全が疑われる。

観察&看護のポイント

» 血中エストロゲンの低下が視床下部の自律神経に作用し、のぼせ・異常発汗・心悸亢進・めまいなどの症状が現れた場合は、早急に医師に報告する。

プロゲステロン

（黄体ホルモン）

progesterone

基準値と異常値の原因

高値

先天性副腎過形成、男性化副腎腫瘍。

基準値

男性	0.1〜0.3 ng/mL	
女性	0.3〜1.0 ng/mL	（卵胞期）
	1.0〜5.0 ng/mL	（排卵期）
	5.0〜15.0 ng/mL	（黄体期）
	0.3〜0.4 ng/mL	（更年期）

低値

黄体機能不全、胎盤機能不全、副腎機能不全（アジソン病）。

検査の目的

» プロゲステロンは、卵巣の黄体や副腎皮質、妊娠時には胎盤から分泌される性ホルモン。女性においては卵巣や胎盤

の機能を調節し、体温を上げたり、妊娠を維持させる作用
をもつ。

» 女性の場合、月経周期によって変動し、卵胞期には低く、
黄体期に高くなる。妊娠すると高値になる。

» 女性の卵巣機能、胎盤機能を評価するための検査として有
用である。

検査の方法

» ECLIA法による。

» 採血にあたっては、ホルモンの分泌が月経周期や妊娠周期
と深く関係しているため、測定時の状況を把握しておく。

検査結果からわかること

» 高値では副腎機能異常が疑われる。

» 低値では卵巣の黄体機能不全が疑われる。

観察&看護のポイント

» プロゲステロンは、月経がなかったり、排卵に異常がある
と低値になるので、栄養管理、健康管理も必要になる。

» ピルはエストロゲンとプロゲステロンの混合薬なので、ピル
の服用はホルモン分泌を変化させる。

テストステロン

testosterone

基準値と異常値の原因

高値

男性ホルモン産生腫瘍、先天性副腎過形成、甲状腺機能亢進症、男性化副腎腫瘍、精巣性女性化症候群。

基準値 　成人男性　4.0～8.0 ng/mL
　　　　　成人女性　0.2～0.6 ng/mL

低値

原発性性腺不全（クラインフェルター症候群）、下垂体性性腺機能不全。

検査の目的

» テストステロンはおもに精巣、一部は副腎皮質、卵巣から分泌される、代表的な男性ホルモンである。

» おもな働きは、性器発育促進と機能維持、性欲亢進、タンパク同化促進、脂肪異化促進、体毛発育促進などである。

» 男性では男性性腺機能の評価に役立つ。女性では男性化の出現する疾患の診断に有用である。

検査の方法

» RIA 法（チューブ固相法）による。

» 日内変動があるため、早朝に採血する。

» 急激な運動では上昇し、持続的な運動では多少低下するため、検査前の激しい運動は避けるようにする。

» 検査に際しては、染色体など、結果によって患者のプライバシーにかかわる問題になるため、説明と同意を十分に行う。

検査結果からわかること

» 高値では精巣などの腫瘍、副腎異常が疑われる。

» 低値では性腺の機能不全が疑われる。

» 女性でも男性ホルモンが、男性でも女性ホルモンが微量ながら分泌されている。分泌量に異常があると、性腺機能に異常が現れる。

観察&看護のポイント

» 思春期以降の男性で、テストステロン低値の場合は、低身長などの体格異常が起こることもある。その場合はホルモン療法を行うが、精神的ケアも必要となる。

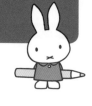

ヒト絨毛性ゴナドトロピン (hCG)

human chorionic gonadotropin

基準値と異常値の原因

高値

妊娠、胞状奇胎、絨毛がんなどの絨毛性疾患、異所性 hCG 産生腫瘍（卵巣、睾丸、胃、肺、膵臓）。

基準値

hCG	0〜3.0 mIU/mL
βhCG	1.0 mIU/mL
βhCG-CTP	0.5 mIU/mL
尿中β-CF	0.2 ng/mL
クレアチニン	1.9 ng/mL

低値

異所性妊娠（発症後に低下）、流産、早産、胎児死亡。

検査の目的

» hCG は、胎盤絨毛細胞から分泌される性腺刺激ホルモン。

» 妊娠初期から高値となるため、妊娠反応のマーカーである。

» 絨毛がんで増加する特異性の高い腫瘍マーカーでもある。

検査の方法

» FEIA 法による。

ガストリン

gastrin

基準値と異常値の原因

高値
ガストリノーマ（ゾリンジャー・エリソン症候群）、幽門前庭部びらん性胃炎、副甲状腺機能亢進症、萎縮性胃炎、消化性潰瘍活動期、悪性貧血、慢性腎不全、閉塞性黄疸。

 基準値 37〜172 pg/mL

検査の目的

» ガストリンは、主として胃の幽門前庭部に存在する内分泌細胞に由来するホルモンである。胃に摂取された食物（とくにタンパク食）の刺激を受けて血中に放出され、胃壁細胞に作用して胃酸を分泌させる働きがある。

» ガストリノーマの診断に用いられる。

検査の方法

» RIA法（PEG法）による。

心房性ナトリウム
利尿ペプチド(ANP)
atrial natriuretic peptide

基準値と異常値の原因

高値

うっ血性心不全、慢性腎不全、本態性高血圧症、ネフローゼ症候群、肝硬変、甲状腺機能亢進症、クッシング症候群、ADH不適合分泌症候群（SIADH）、輸液過剰。

基準値 10〜43 pg/mL

低値

脱水、利尿薬投与、出血、尿崩症、副腎不全。

検査の目的

» 心房性ナトリウム利尿ペプチド(ANP) は、利尿作用をもつペプチドである。血圧や体液量の調節にかかわるペプチドで、心房性ナトリウム利尿ペプチドのほかに、脳性ナトリウム利尿ペプチド(BNP、P.222) がある。

» ANPは、おもに心房において、心房筋の伸展により合成・分泌促進される。強力な利尿作用、血管平滑筋弛緩作用を

ンなどによって阻害されると、重大な神経障害をきたす。

» ChE は肝臓で合成されるので、その合成能を見ることは肝機能の評価に役立つ。肝疾患の重症度ともよく相関する。

» 脂質代謝と関連し、高コレステロール血症で高値になる。

検査の方法

» 採血した血液を自動分析機で測定する。JSCC 標準化対応法など、測定法により基準値が異なるので確認すること。

検査結果からわかること

» 劇症肝炎、活動性慢性肝炎、肝硬変、肝がん (肝硬変を合併) では肝細胞の破壊、残存細胞での産生能が低下するため、極度に低値となる。

» ネフローゼ症候群のように、体外にタンパク質が漏出する疾患では、産生が亢進して高値になる。

» 先天的に欠損症がある場合は、酵素活性が極端に低下する。

観察&看護のポイント

» 基準値が幅広く、個人差も比較的大きいので、初回検査時の判断に注意を要する。AST、ALT (P.80) などほかの肝機能検査の値も参考にする。

» 有機リン剤の影響で低下するのが特徴である。

» 農業だけでなく、家庭菜園などで使用された有機リン剤の中毒でも、血清 ChE が著明に低下するので診断に役立つ。

» 神経因性膀胱などの治療に用いられるジスチグミン臭化物 (ウブレチドなど) も ChE 活性を低下させることがある。

3

血液生化学検査

ビリルビン (Bil)
bilirubin

基準値と異常値の原因

間接（非抱合型）ビリルビン高値

溶血性黄疸（先天性・後天性溶血性黄疸）、新生児黄疸、重症肝障害（肝硬変、劇症肝炎）、体質性黄疸（クリグラー・ナジャール症候群、ジルベール症候群）。

直接（抱合型）ビリルビン高値

肝細胞障害（急性肝炎、慢性肝炎、肝硬変、肝がん）。胆汁うっ滞（肝内胆汁うっ滞、閉塞性黄疸）。体質性黄疸（ローター症候群、デュビン・ジョンソン症候群）。

 基準値　総ビリルビン　0.3〜1.2 mg/dL
　　　　　直接ビリルビン　0.0〜0.2 mg/dL

検査の目的

» 血中ビリルビンの大部分は、寿命の尽きた赤血球が壊れて遊離するヘモグロビンに由来する。ヘモグロビンは化学変化を受けて間接（遊離）ビリルビンになる。

» 総ビリルビンは、間接ビリルビンと直接ビリルビンの合算値。間接ビリルビンは肝臓に運ばれ、肝細胞のなかでグルクロ

ン酸抱合を受けて水溶性の直接（抱合）ビリルビンになる。

» 直接ビリルビンは胆汁酸、レシチンなどと結合して胆汁を
つくり、肝臓から胆管を通って十二指腸に排出される。

» ビリルビン生成から排泄の過程で異常があると、血中ビリ
ルビンが高値となり、黄疸になる。

» 黄疸の診断と、鑑別診断に有用な検査である。

検査の方法

» 総ビリルビンと直接ビリルビンを調べ、その差から間接ビ
リルビンを算出する。

検査結果からわかること

» 間接ビリルビン高値では溶血性黄疸が疑われる。

» 直接ビリルビン高値では肝障害が疑われる。

観察&看護のポイント

» 黄疸は肝炎や肝がんなどの肝胆道系疾患や、溶血性貧血で
見られる。重症のこともあるので、黄疸の場合は早期に確
認して適切な処置が必要となるため、すみやかに医師に報
告する。

» ごく初期の黄疸は、眼球結膜が黄色味を帯びることから判
断できる。

» 溶血性貧血による黄疸は間接ビリルビンの増加による。直
接ビリルビンの場合に比べて明るみを帯びた黄色になる。

» 体質性黄疸は幼少期から黄疸があるケース。ビリルビンの
上昇は軽度のことが多く、生命予後にはほとんど影響しない。

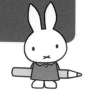

血清総タンパク (TP)
total protein

基準値と異常値の原因

高値

血液濃縮（脱水、下痢、嘔吐）。

単クローン性高γ-グロブリン血症（多発性骨髄腫、マクログロブリン血症、良性Mタンパク血症）。

多クローン性高γ-グロブリン血症（慢性肝炎、肝硬変、慢性感染症、自己免疫疾患）。

基準値　6.5〜8.1 g/dL

低値

栄養不良（栄養失調、低タンパク食、妊娠高血圧症候群）。漏出（熱傷、出血、ネフローゼ症候群、タンパク喪失性胃腸症）。肝疾患（肝硬変、肝がん、リン中毒）。低または無γ-グロブリン血症。

検査の目的

» 血清タンパク質の多くは肝臓で合成される。消化管や腎臓、呼吸器などの分泌液や排泄液を通して体外へ漏出する。分

解は肝細胞や網内系において行われる。

» 血清タンパク濃度は、素材の供給、合成、分解、排泄などに左右され、これらの過程に異常があるかどうかを調べるために検査する。血清タンパクを合成する肝臓、排泄する腎臓などの異常が診断できる。

» 血清総タンパクは、栄養状態を把握する指標にもなる。

検査の方法

» ピロガロールレッド法による。

» 乳びが測定法に影響を与える可能性があるので、採血8時間前からの絶食が望ましい。

検査結果からわかること

» 低値は、アルブミンが低いことが多く、低栄養、吸収不全、漏出、肝疾患による合成障害などが原因となる。

» 高値は、グロブリンが高値のことが多く、グロブリンの過剰産生が原因となる。また、脱水による血液濃縮も原因になる。

観察＆看護のポイント

» 食事が摂取できない患者、下痢が長く続く患者、悪性腫瘍などの慢性消耗性疾患の患者では、定期的に検査が行われる。手術前後の栄養状態を評価するのにも重要である。

» 血清総タンパクに異常がある場合、電気泳動法によって血清タンパク分画 (P.96) を調べる。タンパク分画は5つに分かれ、疾患によってそれぞれ特徴的な所見が見られる。

血清タンパク分画
serum protein fractionation

基準値と異常値の原因

基準値（%）	異常値と原因	
アルブミン 53.9〜66.9	上昇	脱水症
	低下	肝硬変、ネフローゼ症候群、栄養不良
α_1-グロブリン 2.1〜4.4	上昇	急性・慢性炎症
	低下	α_1-アンチトリプシン欠損症、肝障害
α_2-グロブリン 4.8〜9.3	上昇	ネフローゼ症候群、膠原病、急性・慢性炎症、悪性腫瘍
	低下	肝障害、溶血性貧血
β-グロブリン 9.0〜14.5	上昇	β-リポタンパク血症、多発性骨髄腫
	低下	肝硬変、栄養不良、吸収不良症候群、無トランスフェリン血症
γ-グロブリン 12.4〜23.6	上昇	慢性肝炎、肝硬変、膠原病、慢性炎症、多発性骨髄腫、悪性リンパ腫
	低下	低・無γ-グロブリン血症

検査の目的

» 血漿または血清を電気泳動すると、陽極側から陰極側に向かってアルブミン、α_1-グロブリン、α_2-グロブリン、β-グロブリン、γ-グロブリンの5分画に分かれる。各分画の

ピークを個別・総合的にパターン分析して病態を知るために用いる。

» 数値よりも分画パターンが診断に重要である。

» タンパク異常をきたす疾患の鑑別に有用である。とくにグロブリン分画が鋭くとがってピーク状になるものはMタンパク血症と呼ばれ、多発性骨髄腫やマクログロブリン血症を発見するきっかけになる。

検査の方法

» セルロースアセテート膜電気泳動法による。

» 血液検査であり、抗凝固剤使用（血漿）や血餅形成が不完全で血清分離すると、フィブリノゲンが混在してベータ分画に異常ピークが出現し、誤判断（Mタンパク血症と誤認）しかねない。急速採血での溶血を避けること。

» 血清の保存は4℃で1週間、－80℃で1年間。ただし乾燥・蒸発に注意すること。

検査結果からわかること

» 多発性骨髄腫などがわかる。

» 血清タンパクの合成障害、血管外漏出、体外喪失、タンパク崩壊が起きている可能性を各検査値から推定できる。

観察&看護のポイント

» 血清総タンパク（P.94）に異常が見られた場合、タンパクのどの成分に異常があるかが問題になる。100種類以上あるタンパク成分をすべて検査するかわりに、血清タンパク分画を調べる。

肝機能検査

A型肝炎ウイルス抗体（HAV抗体）
hepatitis A virus antibody

陽性

陽性
A型肝炎、A型肝炎の既往感染（IgG型抗体のみ陽性）。

基準値　HAV抗体　陰性（-）

検査の目的

» A型肝炎ウイルス（HAV）はエンテロウイルス72型で、カキなど生の魚介類から経口感染するケースが多い。

» A型急性肝炎を発症するが、慢性化する可能性は少ない。

» HAVに感染すると、発症1週目からIgM型HAV抗体が陽性となり、3〜6カ月持続する。発症2〜4週前後にIgG型HAV抗体が陽性となり、終生持続する。IgA型HAV抗体は発症1〜2週目から出現し、1〜2年持続する。

» 免疫グロブリン別にHAV抗体を検査すると、これらの特徴からHAVの感染時期が推定できる。

検査の方法

» 採血し、血清免疫検査を行う。CLIA法などによる。

» 急性肝炎の診断の場合、IgM型HAV抗体が陽性であれば、A型急性肝炎と診断される。発症直後は検出されない場合もあるので、必要に応じて再検査する。

» 生の魚介類を食べる食習慣がある日本人は、HAVに感染する機会が多いが、感染に気づかないことも少なくない。IgG型HAV抗体だけが陽性で、数カ月しか持続しないIgM型HAV抗体が陰性の場合には、最近感染したのではなく、過去に感染して抗体のみが残っていると判定できる。

観察&看護のポイント

» 肝炎の症状があって海外渡航歴がある場合には、必ずHAV抗体の検査を行うことが重要である。

» A型肝炎ウイルスが多い地域に旅行する場合などは、A型肝炎ウイルスに対するワクチンの接種をすすめる。

» A型肝炎は、HAVの経口感染後3〜6週間の潜伏期間を経て発症する。感染初期からALT(P.80)がピークになる頃まで、HAVは血中や便中に検出される。この間は、便などに排出されたHAVによって感染する可能性があり、排便の処理や手洗いに注意が必要である。

» 継続して観察すべきものは、全身倦怠感の有無、発熱の有無、消化器症状（食欲不振、悪心、嘔吐、下痢）、黄疸の有無、上部腹痛・頭痛・関節痛の有無のほか、肝機能の検査項目（AST、ALT、LD、ビリルビンなど）などが挙げられる。

3

血液生化学検査

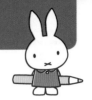

アンモニア（NH₃）
ammonia

基準値と異常値の原因

高値

重症肝疾患（劇症肝炎、重症肝硬変、進行性肝がん）。

門脈-体循環シャント（肝硬変、特発性門脈圧亢進症）。

先天性疾患（尿素サイクル酵素欠損症、アミノ酸代謝異常症）。

その他（尿毒症、ショック、消化管出血）。

基準値 30～86 μg/dL（直接比色法）
12～66 μg/dL（酵素法）

低値

低タンパク血症。

検査の目的

» アンモニアには体内でアミノ酸が分解されて生じるものと、腸管内で細菌によって産生され吸収されるものがある。

» アンモニアは生体にとって有害なので、肝臓内で尿素サイクルにより無害の尿素に変換され、腎臓から排泄される。

» 肝臓での尿素変換能力が低下する肝疾患や、尿素サイクルの先天的異常などの検出に有用である。

検査の方法

» 藤井・奥田変法による。
» 採血後、専用容器に入れた血液を遠心分離機にかけ、血清部分を分析する。
» 激しい運動の後やタンパク質大量摂取後には高値になるため、安静にして食前に採血すること。

検査結果からわかること

» 高値であれば、肝炎、肝硬変など肝疾患がまず疑われる。尿素サイクル酵素欠損症など先天性疾患の場合もある。

観察&看護のポイント

» 肝不全での血中アンモニア濃度上昇による肝性脳症の場合は、すみやかに医師に報告する。
» 肝性脳症の患者には、安静を保持し、肝臓への負担を軽減し、肝血流量を増加させるようケアする。
» アンモニアの検査では、採血後すぐに除タンパク液と混和して遠心分離し、上清を検査する。採血後に放置しておくと、赤血球からアンモニアが遊離したり、タンパク質や非アンモニア窒素化合物（グルタミンなど）からアンモニアが生成され、不正確な結果になってしまう。
» 便秘はアンモニアの生成や吸収を促進する。アンモニアが高値の場合は、ラクツロースシロップなどを投与して、軟便程度を維持する。

チモール混濁試験・硫酸亜鉛混濁試験 (TTT, ZTT)
thymol turbidity test
zinc sulfate turbidity test

基準値と異常値の原因

TTT高値
急性肝炎、慢性肝炎、肝硬変、慢性感染症、膠原病、伝染性単球症、原発性マクログロブリン血症。

ZTT高値
急性肝炎、慢性肝炎、肝硬変、慢性感染症、膠原病、多発性骨髄腫。

 基準値 TTT 0.5～6.5 U　ZTT 4～12 U

検査の目的

» チモール混濁試験 (TTT) は、血清にタンパク変性試薬を加えると生じる混濁度を測定して判定する。血清タンパク質のγ-グロブリン分画の増加、アルブミンの低下、免疫グロブリン(とくにIgM)やリポタンパクの増加を判断する。ただし、肝機能検査としては最近は使われることが少ない。

» 硫酸亜鉛混濁試験 (ZTT) は、血清アルブミンの減少とグロブリンの増加を反映する血清膠質反応の1つで、混濁度を測定して判定する。

検査の方法

» TTT は血清にチモール試薬を加える。
» ZTT は血清に硫酸亜鉛バルビタールを加える。

検査結果からわかること

» TTT の増加は、γ-グロブリン分画のタンパクやリポタンパクの増加を反映する。
» A型肝炎の初期（通常、発症の第2週から）では IgM 抗体がウイルス感染に対応して増え、TTT が敏感に高値になる。このため、急性肝炎が疑われる場合に、A型肝炎ウイルスの感染を早期に判定するのに役立つ。
» ZTT は、免疫グロブリンの IgG ともっともよく相関し、肝疾患や慢性感染症、膠原病などで多クローン性にグロブリンが増えたり、IgG が単クローン性に増える多発性骨髄腫などで高値になる。多発性骨髄腫では TTT は高値にならず、ZTT だけが高値になる。

観察&看護のポイント

» TTT の顕著な上昇はA型急性肝炎を反映するので、発熱、黄疸などの症状を観察する。

3

血液生化学検査

B型肝炎ウイルス 抗原・抗体関連マーカー
hepatitis B virus antigen, antibody

基準値と異常値の原因

基準値 陰性（－）

抗原・抗体	陽性
HBs抗原	B型肝炎感染状態
HBs抗体	過去のHBV感染、防御抗体（ワクチン接種後）
HBc抗体	低抗体価：過去のHBV感染（多くはHBs抗体陽性） 高抗体価：HBVの感染持続状態。
IgM-HBc抗体	低抗体価：急性B型肝炎の回復期、慢性B型肝炎の急性増悪期 急性B型肝炎の発症期
HBe抗原	血中にHBVが多い（肝炎の持続）、HBV増殖のマーカー
HBe抗体	血中HBVが少ない（感染性が弱い）
HBV-DNA	血中HBV量、HBV増殖のマーカー
HBV関連DNAポリメラーゼ	HBVの複製・増殖過程に必要な酵素。活性はHBVの増殖状態と相関する

検査の目的

» B型肝炎ウイルス（HBV）はウイルスを保有する母親から血液を介して産道感染したり（母子感染）、輸血で感染したりする。

» 新生児期に感染すると、持続的にHBVを保有するキャリア
  となり、慢性肝炎になることがある。新生児期以降に感染
  すると、急性B型肝炎を発症する確率が高い。完全に治癒
  することが多いが、重症の劇症肝炎を発症することもある。
» いろいろな抗原・抗体を検査することにより、HBV感染後
  の経過を判断できる。

検査の方法 ••

» ロシュ/リアルタイムPCR法による。

検査結果からわかること ••••••••••••••••••••••••••••••••••

» HBs抗原が陽性の場合には、体内に現在HBVが存在する
  ことを示す。HBs抗原はウイルスのコアを覆う殻にあるタ
  ンパク質である。急性・慢性B型肝炎患者のほか、無症候
  性キャリアでも陽性になる。
» HBe抗原はウイルスのコアにあるタンパク質。陽性ではウ
  イルスが活発に増殖していて、感染力の強いことを示す。
» 抗原値が高いほど、ウイルスの量が多いことを示す。

観察&看護のポイント

» HBVは患者の血液から医療従事者が感染することがある。
  急性肝炎から劇症肝炎になる危険性があるため、HBV陽性
  患者の血液や体液の扱いには注意が必要。とくに針刺し事
  故で感染しないよう、十分に注意する。
» 針刺し事故を起こした場合には、HBV抗体価の高い免疫グ
  ロブリンを静注してウイルスを中和する。医療従事者はあ
  らかじめHBVに対するワクチン接種を受けておく。

C型肝炎
ウイルス抗体（HCV抗体）

hepatitis C virus antibody

基準値と異常値の原因 ···

陽性

陽性

HCV抗体：過去、現在のHCV感染。

HCVコア抗体：HCVの増殖と関連して変動。

HCV-RNA定性：血中HCVの存在。

HCV-RNA定量：血中HCV-RNA量、HCV増殖のマーカー。

HCVコア抗原：血中HCV量、HCV増殖のマーカー。

HCV genotype（遺伝子型）：HCVは遺伝子配列より分類でき、日本では、1a、1b、2a、2bが多い。タイプによりインターフェロンの反応性が異なる。

HCV serotype（血清型）：HCV遺伝子型によりHCVの抗原性が異なることを利用した特異抗体による分類。genotypeの1a、1bがserotype1型、genotypeの2a、2bがserotype2型に対応する。

 基準値　陰性（ー）

検査の目的

» C型肝炎ウイルス (HCV) は、レトロウイルス科に属する RNAウイルスで、輸血など血液を介して感染する。

» 感染すれば、慢性肝炎を発症する確率が高く、肝硬変、肝がんになる危険性がある。

» HCV感染の有無を知るために、HCV抗体を検査する。

» HCV抗体検査では数種類のタンパク質が抗原となる。第3世代の検査法は、3種類の抗原に対する抗体を検出する検査で、感度と特異性にすぐれ、スクリーニングとしてよく用いられる。

検査の方法

» ロシュ/リアルタイムPCR法。

検査結果からわかること

» HCV抗体が陽性の場合には、体内にHCVがあることを示す。正確にウイルスの量を調べるには、HCVのRNA量を測定して判定する。ウイルス量が多いほど、予後は不良になる。

観察&看護のポイント

» HCVは血液を介して感染するため、検体の取り扱いおよび検体採取方法は施設基準を厳守すること。

» HCVに対するワクチンは現在では開発されておらず、医療従事者は針刺し事故に注意しなければならない。

» C型肝炎の治療には、リバビリンなどの抗ウイルス薬が使用される。

ICGテスト
indocyanine green test

高値

15分停滞率の上昇

肝疾患（肝硬変、慢性肝炎、急性肝炎、体質性黄疸）。
体質性（ICG排泄異常症）。

 基準値
15分停滞率　10%以下
血中消失率　0.168〜0.206
最大除去率　3.18±1.62 mg/kg/分

検査の目的

» 静注したICG（インドシアニン・グリーンという緑色の色素）は肝細胞に取り込まれ、代謝されずにそのまま胆汁中に排泄される。ICGを静注した後の血液中の停滞率は、肝臓への血流および摂取機能、胆汁への排泄機能を反映する。

» ICGテストは肝細胞の異物摂取能や排泄機能、肝血流量を評価できる。肝硬変患者の肝機能の予備や、手術前の患者の肝機能を判定する場合などに行われる。

検査の方法

» 比色法による。

» 肝血流量を増加させるために、検査実施前から終了まで、安静にして臥床させておく。

» 血清の混濁や乳びは測定誤差の原因となるため、早朝空腹時に行う。

» 採血後はICGの褪色が早いため、なるべく早く検体を提出する。

検査結果からわかること

» ICG停滞率は、急性肝炎の急性期および活動型慢性肝炎で上昇する。急性肝炎の回復期には正常となる。

» ICG停滞率が高いほど、肝硬変が進行しており予後が悪い。門脈域の線維化および小葉の再構築傾向と関連して高値を示す。

» ICG停滞率は、慢性肝炎から肝硬変へと病変が進行するにつれて上昇する。とくに、停滞率が20%以上の場合は肝硬変が強く疑われる。

観察&看護のポイント

» 血中ビリルビン値 (P.92) が高い場合、ICG値に影響があるため、黄疸症例では判定に注意が必要。

» 腹水貯留の有無、肝性脳症、静脈瘤破裂などの兆候に注意する。

膵機能検査

血清アミラーゼ
serum amylase

基準値と異常値の原因

高値
急性膵炎、慢性膵炎、急性胆嚢炎、急性虫垂炎、化膿性耳下腺炎、唾液腺閉塞、腎不全など。

基準値　　50〜180 U/L（Somogyi法）
　　　　　　　130〜400 U/L（Blue-Starch法）

低値
膵がん、ウイルス性肝炎、中毒性肝炎、肝硬変など。

検査の目的

» アミラーゼはデンプン、グリコーゲンなどの多糖類を加水分解する酵素で、おもに膵臓と唾液腺でつくられる。
» 膵炎など、膵疾患の診断に有用である。
» アミラーゼのアイソザイム（構造は異なるが同じ作用をもつ酵素）は膵臓由来（P型）と唾液腺由来（S型）に区別でき（P.113）、また尿中アミラーゼ（P.112）を同時に調べると診断が確実になる。

検査の方法

» 阻害抗体法による。

もつ。

» 血漿ANP濃度は心不全、腎不全、高血圧症などで上昇し、治療によって病態が改善すると低下する傾向がある。

» 心不全の指標としてANPとBNPをあわせて測定する。重症度の判定や治療効果の判定に有用である。

検査の方法

» CLEIA法による。

» 明らかな性差や年齢差はないが、食塩摂取過剰、姿勢、運動などの要因に影響を受ける。

» 体液量に影響をおよぼす薬物を1週間以上中止する、食塩摂取量を8〜10g/日に安定させる、早朝空腹時に30分以上安静にしてベッドに横になる、という条件で採血するのが望ましい。

検査結果からわかること

» 高値では心不全、腎不全が疑われる。

» 低値では脱水、尿崩症が疑われる。

観察&看護のポイント

» ANP濃度は心不全患者の心内圧とよく相関する。動悸や呼吸困難など心不全の症状に注意しながら、患者の状態に気を配る。

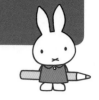

脳性ナトリウム利尿ペプチド (BNP)
brain natriuretic peptide

基準値と異常値の原因

高値

うっ血性心不全、高血圧症、慢性腎不全、心筋症、心肥大。

 基準値 4.9 fmol/mL 以下

検査の目的

» 脳性ナトリウム利尿ペプチド (BNP) は、おもに心臓の心室で合成され、分泌される。心室負荷の増大、心筋肥大、心筋虚血などによって分泌が増加する。

» 血漿BNP濃度は心不全、腎不全、高血圧症、心肥大、急性心筋梗塞などの病態で上昇し、治療によって病態が改善すると低下する傾向がある。

» 心不全や急性心筋梗塞など、心室に負荷がかかっている病態を把握するのに有用である。

検査の方法

» CLEIA法による。

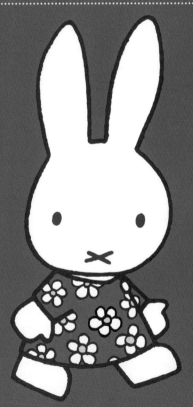

第 4 章

免疫・血清検査

ウイルス疾患の抗原・抗体

検査の目的

» ウイルスを病原体とする感染症の診断には、ウイルスの抗原・抗体の測定結果が利用される。

» 生体は、免疫による防衛反応として、ウイルスのタンパク質（抗原）に結合する特異的な免疫グロブリン（抗体）をつくりだす。このときつくられる免疫グロブリンはIgMとIgGである。IgMは感染初期に出現し、IgGは遅れて出現し長期間持続する。この2つが抗体検査の中心になる。

» 検査では抗原抗体反応を利用してウイルスの抗体または抗原の量を測定、その量が基準より多ければ陽性と判定する。

検査の方法

» 抗体検出のおもな検査法には、FAT（fluorescent antibody test）：蛍光抗体法（FA）、EIA（enzyme immunoassay）、ELISA（enzyme-linked immunosorbent assay）：酵素免疫測定法、免疫クロマトグラフィー、蛍光酵素免疫法（ELFA）、補体結合反応（CF）、ウエスタンブロット法、ラテックス凝集反応、赤血球凝集抑制反応（HI）、化学発光免疫測定法（CLIA）などがある。

» 抗原検出のおもな検査法には、FAT、EIA、ELISA、ELFA、CLIAなどがある。

検査項目	基準値	異常値を示す疾患
単純ヘルペスウイルス抗原・抗体 herpes simplex virus antigen, antibody	陰性	陽性：単純ヘルペス感染症
水痘・帯状疱疹ウイルス抗体 varicella, herpes zoster virus antibody	陰性	陽性：水痘
EBウイルス抗体 Epstein-Barr virus antibody	陰性	陽性：伝染性単核症、バーキットリンパ腫
サイトメガロウイルス抗体 cytomegalovirus antibody	陰性	陽性：先天性サイトメガロウイルス感染症、サイトメガロウイルス網膜炎など
風疹ウイルス抗体 rubella virus antibody	陰性	陽性：風疹、先天性風疹症候群（CRS）
ムンプスウイルス抗体 mumps virus antibody	陰性	陽性：ムンプス（おたふくかぜ）、髄膜炎、膵炎、流行性耳下腺炎
アデノウイルス抗体 adeno virus antibody	陰性	陽性：熱性咽頭炎、上気道炎
コクサッキーウイルス抗体 coxsackie virus antibody	陰性	陽性：A群ではヘルパンギーナ、急性リンパ節性咽頭炎、B群では髄膜炎、心筋炎、上気道炎
エンテロウイルス抗体（70、71型） enterovirus, type70, 71 antibody	陰性	陽性：70型は急性出血性結膜炎、71型は手足口病
日本脳炎ウイルス抗体 Japanese encephalitis virus antibody	陰性	陽性：脳炎、髄膜炎、運動障害
ロタウイルス抗原・抗体 Rotavirus antigen, antibody	陰性	陽性：ロタウイルス感染症（乳幼児冬期下痢症）
RSウイルス抗原 respiratory syncytial virus antigen	陰性	陽性：気管支炎、細気管支炎、上気道炎、肺炎
性器ヘルペスウイルス herpes simplex virus type2	陰性	陽性：性器ヘルペス感染症（ウイルスはタイプ2型）
ヒトパピローマウイルス（HPV） human papilloma virus	陰性	陽性：子宮頸がんのリスク

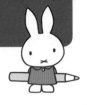

成人T細胞白血病ウイルス抗体（HTLV-1）

human T-lymphotropic virus-1 antibody

基準値と異常値の原因 ....

陽性
成人T細胞白血病（HTLV-1感染）。

  基準値　陰性（－）

検査の目的 ....

» 成人T細胞白血病（ATL）は、日本の西南地方に多いウイルス感染症である。おもな感染経路は、母子感染、性交渉、ウイルス汚染血液の輸血など。母乳によって感染するので、母親がキャリア（感染者）の場合は人工乳が用いられる。

» 感染してもすぐに発病するわけではなく、発病までの潜伏期間が非常に長いので、発病しないキャリアがほとんどである。発症率は年間キャリア1000～2000人に1人程度。

» 抗体検査は、HTLV-1感染のスクリーニング用に使われる。抗体が陽性であっても、確定診断には、感染T細胞のプロウイルスDNAを遺伝子検査で確認する必要がある。

検査の方法 ....

» ウエスタンブロット法による。

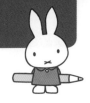

エイズウイルス
抗体(HIV)
human immunodeficiency virus antibody

基準値と異常値の原因

陽性
HIV感染。

基準値 　陰性（－）

検査の目的

» エイズ（後天性免疫不全症候群：AIDS）を発症させるウイルスが HIVである。免疫細胞であるヘルパーT細胞に侵入して増殖 し、これを破壊する。そのためT細胞が減少し、免疫不全 に陥る。感染からエイズ発症までには数年間を要する。

» 血液を介して感染する。おもな感染経路は、性交渉、ウイ ルス汚染血液製剤の輸注、母子感染（産道感染）など。

» HIV感染のスクリーニング検査に使われる。感染後、数週 間して抗体が検出されるので、診断に有用である。ウイル スの存在を確定するために、感染T細胞のプロウイルス DNAを調べる遺伝子検査も行われる。

検査の方法

» ELISA法による。

ウイルス検査（肝炎ウイルス以外）

インフルエンザ
ウイルス抗原
influenza virus antigen

基準値と異常値の原因

陽性
インフルエンザＡ型・Ｂ型、合併症（肺炎、心筋炎、髄膜炎）。

基準値 **インフルエンザＡ型　陰性（－）**
インフルエンザＢ型　陰性（－）

検査の目的

» インフルエンザは、呼吸器系を侵す代表的なウイルス感染症である。飛沫感染などによって短期間にヒトからヒトへ広がる。ふつうの風邪と異なり、急激な発熱を特徴とする。

» インフルエンザウイルスには、抗原の違いによってＡ型、Ｂ型、Ｃ型の３種類がある。病態として重大なのはＡ型とＢ型なので、検査対象は通常この２つになる。

» Ａ型ウイルスには、表面（エンベロープ）の抗原の違いで多種類の亜型が存在する。赤血球凝集素（HA）が16種類、ノイラミニダーゼ（NA）が９種類あり、その組み合わせで144種類

のウイルスが発生する可能性がある。世界的に流行した香港風邪はH3N2型、1997年の香港発生の鳥インフルエンザはH5N1型である。B型ウイルスには亜型分類がない。

» 流行期には、迅速診断キットによる抗原検査がすみやかに行われる。検査結果は30分以内にわかり、陽性であればインフルエンザ感染として対処する。抗ウイルス薬を効果的に使うには発症後48時間以内の投与が原則で、そのために迅速診断が必要とされる（ただし、48時間以降の投与でも有効）。

検査の方法

» 迅速診断キット（イムノクロマトグラフィー式）を用いる。
» 鼻やのどの粘液を綿棒でぬぐって検査する。

検査結果からわかること

» 陽性であれば、インフルエンザウイルスに感染している。

観察&看護のポイント

» 発熱、頭痛、筋肉痛、関節痛、呼吸困難、脱水症状の有無、神経症状（けいれんなど）、意識障害の有無など、さまざまな症状に注意する。
» けいれん、意識障害、脱水症状が見られるときは、早急に医師に報告する。
» 意識障害が見られる場合は、ベッドからの転落防止など安全の確保と危険防止に努め、患者の安静を保持する。
» 脱水症状が見られる場合は、水分、電解質を補給する。

新型コロナウイルス 抗原

SARS-CoV-2 antigen

基準値と異常値の原因

 陽性
陽性
新型コロナウイルス感染症（COVID-19）。

 基準値　陰性（−）

検査の目的

» 新型コロナウイルスは、中国の武漢市に始まり、世界的大流行（パンデミック）を引き起こした感染症の原因ウイルス。SARS（重症急性呼吸器症候群）やMERS（中東呼吸器症候群）と同じβコロナウイルスの仲間である。

» ウイルスの膜（エンベロープ）表面の突起のスパイクタンパク質が抗原となる。このスパイクタンパク質がヒト細胞膜にある受容体ACE2（angiotensin-converting enzyme2：アンジオテンシン変換酵素2）に結合することでウイルスが細胞内に取り込まれ、感染が成立する。ACE2は、下気道、肺、心臓、腎臓、血管内皮、舌、唾液腺、腸などの細胞表面に発現し、全身に分布している。

●新型コロナウイルス（SARS-CoV-2）の構造

電子顕微鏡写真に基づくウイルスの形状。コロナは「王冠」の意。（画像:米国CDC）

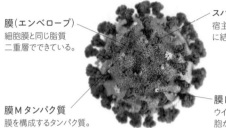

膜(エンベロープ)
細胞膜と同じ脂質二重層でできている。

スパイクタンパク質
宿主(ヒト)細胞の受容体に結合する。

膜Mタンパク質
膜を構成するタンパク質。

膜Eタンパク質
ウイルスの出芽(宿主細胞からの分離)に関与。

» 抗原が検出されれば、新型コロナウイルスに感染していることになる。

検査の方法

» イムノクロマト法による抗原検査キットを使用する。

» 鼻の奥の粘液または唾液で検査する。判定時間は約30分。

検査結果からわかること

» 陽性であれば、新型コロナウイルスに感染している。

» 陰性なら非感染だが、医師の判断によってPCR検査（P.234）も行い、それでも陰性なら非感染であると確定診断される。

観察&看護のポイント

» ウイルスの感染経路は飛沫感染、エアロゾル感染、接触感染。鼻咽頭の粘液採取の際には、N95マスク、サージカルマスク、フェイスシールド、防護服などで飛沫感染を防ぐ。接触感染を防ぐため手洗いや消毒を徹底する。換気も重要。

新型コロナウイルス 抗体

SARS-CoV-2 antibody

基準値と異常値の原因

陽性
新型コロナウイルスの既往感染。

基準値　陰性（－）

検査の目的

» 過去に新型コロナウイルスに感染したかどうかを調べる検査。抗原検査（P.230）と違い、現在、感染しているかどうかは確定できない。そのため、原則として有症状者は検査せず、感染状況を調べるなど、おもに公衆衛生上の疫学調査などで利用される。WHO も抗体検査については、診断目的での使用は推奨していない。

» 抗体は、免疫細胞のB細胞が侵入したウイルスに反応して大量に分泌するタンパク質で、ウイルスの抗原タンパク質に結合し、ウイルスを無力化する（抗原抗体反応）。抗体が存在すれば、過去にウイルスに感染していたことがわかる。

» ウイルスに感染したことがあれば、症状の有無に関係なく、

無症状者でも抗体は存在するので、市中感染率など感染の拡大状況を知るのに有効な検査である。

検査の方法

» 採取した血液から抗体を検出する。蛍光抗体法、酵素免疫測定法（EIA、ELISA）、化学発光免疫測定法（CLIA）などの測定法がある。検査の感度は高い。

» 針で指先などから数滴採取した血液を使うイムノクロマト法による迅速簡易検査キットもある。検査の感度はあまり高くない。

» 日本国内で、体外診断用医薬品として承認を得た抗体検査キットはない（2023年2月現在）。

検査でわかること

» 抗体にはIgM抗体とIgG抗体がある。IgM抗体は感染初期に出現し、短期間で消失する。IgG抗体は、IgM抗体より遅れて出現し（感染から約1週間後）、長期間持続する。陽性であれば、過去に感染したことがわかる。

» 陰性であれば高い確率で感染していないことになる。ただし、新型コロナウイルス感染者では抗体が消えることがある。

観察&看護のポイント

» 抗体検査では、被検者に抗原検査との違いを説明し、現在の感染の有無を調べるものではないことを確認してもらう。

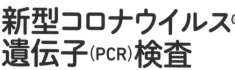

新型コロナウイルス 遺伝子(PCR)検査

SARS-CoV-2　PCR

基準値と異常値の原因

陽性
新型コロナウイルス感染症（COVID-19）。

基準値　陰性（－）

検査の目的

» 鼻咽頭の粘液や喀痰、唾液などの検体中に、新型コロナウイルスの遺伝子が存在するかどうかを調べる。

» PCRとはpolymerase chain reaction（ポリメラーゼ連鎖反応）の略。ウイルスの遺伝子断片を数百万倍に増やして調べる検査である。

» ウイルス遺伝子の存在が確認されれば感染がわかり、感染者の隔離・治療ができ、感染拡大の防止にも役立つ。また症状の有無に関係なく、無症状者の感染もわかる。

検査の方法

» 鼻咽頭の粘液や喀痰、唾液を採取して検査する。

» 遺伝子を増幅させるPCR検査機器を使用する。おもな試薬

●新型コロナウイルスの内部構造

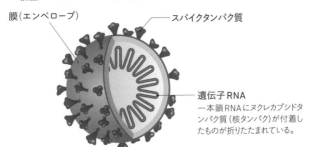

膜(エンベロープ)　　　　　　　スパイクタンパク質

遺伝子RNA
一本鎖RNAにヌクレカプシドタ
ンパク質(核タンパク)が付着し
たものが折りたたまれている。

として、DNAを合成するプライマー、DNAポリメラーゼの
ほか、新型コロナウイルスはRNAウイルスのため、逆転写
酵素も必要である。

検査でわかること

» 陽性なら新型コロナウイルスの感染が高い確率で判定でき
る。

» 陰性なら非感染であると確定診断できる。

PCR検査の仕組み

» PCRは遺伝子DNAを増幅させて調べる検査である。新型
コロナウイルスの遺伝子は一本鎖RNAなので、まず逆転写
酵素 (RNA依存性DNAポリメラーゼ) を使い、ウイルスRNAの特
定部位の情報を転写したDNAを合成する。そのDNAから
DNAポリメラーゼを使って二本鎖DNAを合成する。二本鎖
DNAは高温下 (約90℃) では一本鎖DNAに分離し、温度を
下げると一本鎖がそれぞれ二本鎖DNAに再合成される。こ

●PCR検査の原理

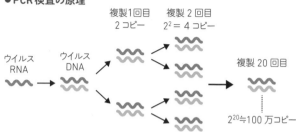

複製1回目
2コピー

複製2回目
$2^2 = 4$コピー

複製20回目

ウイルス
RNA

ウイルス
DNA

$2^{20} \fallingdotseq 100$万コピー

の性質を利用して、容器内の温度を繰り返し上下させることで、2回なら2の2乗で4倍、20回なら2の20乗で約100万倍に、DNAの量を増やすことができる。こうすることで、確実にDNAの存在を確認できる。

PCR検査の感度と特異度

» PCR検査機器の精度は非常に高く、陰性（非感染）が正しく陰性と判定される特異度はほぼ100%（99.99%以上）で、偽陽性（非感染を感染と誤判定）は1万人に1人以下とされる。

» 一方で、陽性（感染）が正しく陽性と判定される感度は、機器の検出精度としてはほぼ100%であるが、検体採取の際にウイルスをふくむ粘液や唾液をうまく採れるかどうかに左右され、一般には約70%（英国の例では70〜98%）とされる。そのため偽陰性（感染を非感染と誤判定）がある程度出現する可能性がある。

観察&看護のポイント

COVID-19の症状と重症度分類

» 発症から1週間程度の間に発熱、呼吸器症状（咳嗽、咽頭痛、鼻汁、鼻閉など）、頭痛、倦怠感、嗅覚・味覚異常が見られ、進行すると肺炎発症、呼吸困難となる。無症状のまま回復するケースもある。

» 経皮的動脈血酸素飽和度（SpO_2）＊はパルスオキシメーターによって簡易に測定でき、肺機能を見る重要な指標である。

» 軽症：咳のみで呼吸器症状なし。$SpO_2 \geqq 96\%$。

» 中等症Ⅰ：呼吸困難、肺炎の所見あり。呼吸不全はない。バイタルサインおよびSpO_2を3回／日程度測定する。$93\% < SpO_2 < 96\%$。

» 中等症Ⅱ：呼吸不全あり、酸素投与が必要。$SpO_2 \leqq 93\%$。酸素マスクによる酸素投入でもSpO_2を93％以上に維持できない場合は挿管を考慮する。

» 重症：重症肺炎。ICUに入室または人工呼吸器が必要な状態。ECMO（体外式膜型人工肺）の導入を検討する。

COVID-19の重症化を示すマーカーに注意

» D-ダイマー上昇：血液凝固が亢進。ウイルスが血管内皮細胞に感染し、傷害すると血栓を生じ、肺血栓塞栓症になる。

» フェリチン上昇：ウイルス感染で組織が損傷されると鉄分が放出され、血清フェリチンが増える。

» ほかに、CRP上昇、LDH上昇、プロカルシトニン上昇、クレアチンキナーゼ上昇、AST上昇、ALT上昇、クレアチニン上昇、リンパ球減少、血小板減少などがある。

＊呼吸不全の定義は$SpO_2 \leqq 90\%$相当だが、SpO_2は3％の誤差が予測されるため、厚生労働省では$SpO_2 \leqq 93\%$で呼吸不全としている。

4

免疫・血清検査

ヘリコバクター・ピロリ
Helicobacter pylori

基準値と異常値の原因 ・・・・・・・・・・・・・・・・・・・・・・・・・・・・・・

陽性

ヘリコバクター・ピロリの感染。胃潰瘍、十二指腸潰瘍、胃がんのリスクの存在。

 基準値　陰性（-）

検査の目的 ・・・

» ヘリコバクター・ピロリは、胃潰瘍や十二指腸潰瘍の増悪因子として重要。検査はその潜在的リスクを知る意味もある。

» 難治性または再発をくり返す胃潰瘍、十二指腸潰瘍の患者で陽性の場合は、治療としてヘリコバクター・ピロリの除菌が行われる。

検査の方法 ・・・

» 一般検査として、尿素呼気テスト、血中・尿中ヘリコバクター・ピロリ抗体検査、便中ヘリコバクター・ピロリ抗原検査がある。

» 内視鏡生検検査として、ウレアーゼ試験、培養法など。

クラミジア抗原・抗体
Chlamydia antigen, antibody

基準値と異常値の原因

陽性
各種クラミジアの感染。

基準値 陰性（－）

検査の目的

» クラミジアは細胞内に寄生する真正細菌で、ヒトに病原性をもつクラミジアは3種類存在する。検査はそれぞれの感染を特定し、早期診断、早期治療のために必要である。

» クラミジア・トラコマティスは性感染症の原因菌で、尿道炎、子宮頸管炎、結膜炎、鼠径リンパ肉芽腫などを起こす。

» クラミジア・シッタシは鳥類が保菌する肺炎の原因菌である。

» クラミジア・ニューモニエは、肺炎、気管支炎の原因菌である。

検査の方法

» 抗体検出はELISA法、抗原検出はFA法による。

» クラミジアの遺伝子を検出する遺伝子検査も用いられる。

カンジダ抗原
Candida albicans antigen

陽性

陽性
カンジダ感染症（とくに深在性カンジダ症）。

 基準値 陰性（−）

検査の目的

» カンジダは、口腔粘膜や皮膚の常在菌で、健常者にも抗体が存在することがある。

» 化学療法剤の汎用による菌交代現象や、抗がん薬や免疫抑制薬の使用による免疫能低下からカンジダ症を発症するケースが増えている。免疫能が低下していると抗体が検出されないこともあり、抗原を検出する検査が有効となる。

» 深在性カンジダ症を発症する患者は、免疫不全の状態にあり、日和見感染していることが多い。原因不明の発熱があった場合、診断確定のために検査する。

検査の方法

» ラテックス凝集法による。

D-アラビニトール
D-arabinitol

基準値と異常値の原因

陽性

高値
深在性カンジダ症。

基準値

	男性	女性
15 歳以下	0.7〜5.9 μmol/L	0.5〜5.3 μmol/L
16〜65 歳	0〜9.7 μmol/L	0〜10.6 μmol/L
66 歳以上	0〜27.9 μmol/L	0〜18.4 μmol/L

検査の目的

» D-アラビニトールは、カンジダ属真菌に特徴的な代謝産物。

» カンジダ属真菌が増殖するとD-アラビニトールの血中濃度
が上昇するため、深在性カンジダ症の発症を推定できる。
確定診断のために有効な指標となる。

検査の方法

» 酵素法による。

単位の読み方　μmol/L ➡ マイクロモルパーリットル　　　**241**

アスペルギルス
抗原・抗体
Aspergillus antigen, antibody

 基準値と異常値の原因 ･････････････････････････････

> 陽性
>
> **陽性**
> 肺アスペルギローム、侵襲性肺アスペルギルス症、ア
> レルギー性気管支肺アスペルギルス症。

 基準値 陰性（－）

検査の目的 ･･･

» アスペルギルスは自然界に広く分布する真菌。おもな感染
　経路は気道感染。肺、気管支、胸腔、外耳などに病変を起
　こす。

» 免疫不全状態または何らかの疾患で免疫低下状態の患者に
　対して病原性を発揮し、日和見感染を起こす。

» 検査は、感染による疾患の診断のために必要。また、治療
　効果の判定や再発のモニターにも役立つ。

検査の方法 ･･･

» EIA 法、ELISA 法、オクタロニー法による。

梅毒血清反応
Serological test for syphilis

基準値と異常値の原因

陽性
梅毒。STS検査では生物学的偽陽性。

 基準値 陰性（−）

検査の目的

» 梅毒は、梅毒トレポネーマの感染により発症する性感染症。
» 梅毒の血清診断には、2つの方法がある。梅毒トレポネーマに対する抗体の検出（トレポネーマ試験、TPHA）と、梅毒トレポネーマの感染によって生じる反応物を検出する梅毒血清試験（STS）である。
» 梅毒感染の有無は、2つの検査方法を組み合わせて判断する。STSには関節リウマチ、慢性肝炎、妊娠などで陽性になる生物学的偽陽性反応（BFP）があるので鑑別が必要である。梅毒には初期症状が見られず、検査ではじめて感染がわかる例もあるので、検査は重要である。

検査の方法

» ラテックス凝集反応などによる。

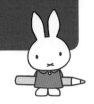

マイコプラズマ 抗体
Mycoplasma pneumoniae antibody

基準値と異常値の原因

陽性
マイコプラズマ肺炎。

 基準値　陰性（−）

検査の目的

» ヒトに病原性をもつのは、マイコプラズマ・ニューモニエと呼ばれる菌で、呼吸器感染症の起因菌となる。おもな感染経路は、つば（唾液）や痰からの飛沫感染である。とくに小児や若い成人に発症が多い。

» 抗体検出検査で感染の有無を判断する。抗体は、感染から7〜10日後に陽性、3〜4週間後に最高値となり、以後減少する。検査は、急性期と回復期の2回に分けて検査する。

» 検査方法にはおもに IgG を検出する CF 法と IgM を検出する PA 法があるが、急性期の診断には PA 法が適している。

検査の方法

» CF 法、PA 法、免疫クロマトグラフィー法による。

非ウイルス病原体検査

寒冷凝集反応
cold agglutinin titer

基準値と異常値の原因

高値

高値
寒冷凝集素症（冷式自己免疫性溶血性貧血）、トリパノゾーマ感染症、マイコプラズマ肺炎、扁桃腺炎など。

基準値　**32倍未満**

検査の目的

» 寒冷凝集反応とは、4℃前後の低温で自己の赤血球を凝集させる抗体を検出する検査のことをいう。通常はIgM抗体で、赤血球膜表面の抗原を認識する。

» 凝集させる抗体量（凝集素価）は、マイコプラズマなどの細菌やウイルス感染で上昇する。

» 検査は、自己免疫性溶血性貧血の鑑別診断、マイコプラズマ肺炎やウイルス疾患の診断補助に用いられる。

検査の方法

» 赤血球凝集反応による。

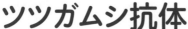

ツツガムシ抗体
Rickettsia tsutsugamushi antibody

基準値と異常値の原因

高値
ツツガムシ感染症。

 基準値　10倍未満

検査の目的

» ツツガムシ感染症は、日本で発生している代表的なリケッチア感染症である。リケッチアを保有するツツガムシの幼虫に刺されることで感染する。以前は北陸や東北地方に見られた風土病であったが、近年は広く全国で発生している。

» 抗体検出は、IgGとIgMで行われ、IgMのみの上昇は感染初期、IgGとIgMの両方が上昇していれば最近の感染、IgGのみ上昇なら既往の感染と判断される。

» 検査は感染の診断に必須である。

検査の方法

» FAT法による。

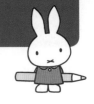

抗ストレプトリジン O抗体 (ASO)

anti-streptolysin O antibody

基準値と異常値の原因

高値
高値
溶血性連鎖球菌感染症（リウマチ熱、急性糸球体腎炎、猩紅熱、急性扁桃腺炎など）。

基準値 成人　166Todd以下

検査の目的

» ストレプトリジン O とは、ヒトの咽頭などに存在するグラム陽性球菌であるストレプトコッカスが産生する毒素のこと。ASO はこの毒素を中和する抗体で、溶連菌に感染すると血中に増加する。

» ストレプトリジン O は、強い溶血活性をもつ。

» 溶連菌感染のスクリーニングおよび診断に用いられる。

検査の方法

» ラテックス凝集法による。

4

免疫・血清検査

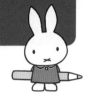

膠原病に関連する抗体

検査の目的 ···

» 細胞の核成分 (DNAや核タンパクなど) に結合する自己抗体は、
  自己免疫疾患のなかで、とくに膠原病に関連する。

検査結果からわかること ·····························

» 抗DNA抗体の高値は、全身性エリテマトーデス (SLE) の可
  能性が高い。SLEを確定診断するには、抗dsDNA抗体、
  抗Sm抗体の陽性が重要である。

» 抗U1-RNP抗体は、混合性結合組織病 (MCTD) の診断に有用
  である。

» 抗SS-A/Ro抗体と抗SS-B/La抗体は、シェーグレン症候
  群だけに特異的な抗体ではないが、同症候群に密接に関連
  する。

観察&看護のポイント

» 全身性エリテマトーデス (SLE) の場合は、発熱、感染症状に注意する。

» SLEでは、日光照射や寒冷刺激を避ける。

» 発熱があるときは脱水に注意しながら医師と連携して対応する。混合性結合組織病 (MCTD) の場合は、手足の先が蒼白となり、しびれて痛くなるレイノー現象に注意する。指や手背の腫脹が見られるのが特徴である。

膠原病に関連する抗体リスト

検査項目	基準値	異常値を示す疾患
抗 DNA 抗体 DNA antibody	**6.0 IU/mL 以下**	高値：全身性エリテマトーデス（SLE）、関節リウマチ、シェーグレン症候群、混合性結合組織病（MCTD）など
抗 U1-RNP 抗体 anti-U1-RNP antibody	**10 U/mL 以下**	高値：SLE、関節リウマチ、MCTD など
抗 Sm 抗体 anti-Smith antibody	**10 U/mL 以下**	高値：SLE、オーバーラップ症候群、MCTD など
抗 SS-A/Ro 抗体 anti-SS-A/ Ro antibody	**10 U/mL 以下**	高値：シェーグレン症候群、SLE、全身性強皮症（SSc）、多発性筋炎・皮膚筋炎、新生児ループス、亜急性皮膚ループス
抗 SS-B/La 抗体 anti-SS-B/La antibody	**10 U/mL 以下**	高値：シェーグレン症候群、SLE、新生児ループス
抗 Scl-70 抗体 anti Scleroderma antibody	**陰性**	陽性：SSc

表は次ページに続く。

膠原病に関連する抗体リスト (前ページのつづき)

検査項目	基準値	異常値を示す疾患
抗カルジオリピン抗体 anti-cardiolipin	10 U/mL 未満	高値：抗リン脂質抗体症候群（APS）、習慣性流産、動静脈血栓症、全身性エリテマトーデス（SLE）
LE テスト lupus erythematosus test	陰性	陽性：SLE、全身性強皮症（SSc）、多発性筋炎
抗血小板抗体 anti-platelet antibody	陰性	陽性：特発性血小板減少性紫斑病、新生児血小板減少性紫斑病、血小板輸血不適応状態
血小板関連IgG (PA-IgG) platelet associated IgG	5.0〜25.0 ng/10^{7}cell	高値：特発性血小板減少性紫斑病、SLE、血小板輸血不適応状態など
抗LKM-1抗体 anti-liver/kidney microsome type1 antibody	陰性	陽性：Ⅱ型自己免疫性肝炎
抗平滑筋抗体 anti-smooth muscle antibody	20倍未満 （陰性）	陽性：自己免疫性肝炎、慢性活動性肝炎、原発性胆汁性肝硬変
抗胃壁細胞抗体 anti-parietal cell antibody	10倍未満 （陰性）	陽性：悪性貧血、萎縮性胃炎、表層性胃炎など
抗内因子抗体 anti-intrinsic factor antibody	陰性	陽性：悪性貧血
抗アセチルコリン受容体抗体 anti-acetylcholine receptor antibody	0.2mmol/L以下	高値：重症筋無力症

自己抗体検査

リウマトイド因子 (RF)
rheumatoid factor

基準値と異常値の原因

陽性

陽性
自己免疫疾患（関節リウマチ、全身性エリテマトーデス〈SLE〉、全身性強皮症、シェーグレン症候群など）。肝疾患（肝硬変、慢性肝炎）。感染症（結核、感染性心内膜炎、ウイルス感染症）。その他（高齢）。

 基準値　RAテスト　陰性（－）

検査の目的

» リウマトイド因子は、変性免疫グロブリンIgGのFc部分に対する自己抗体。関節リウマチ患者の血中に高頻度で出現する。検査陽性でもっとも高頻度に見られる疾患が関節リウマチである。

» 関節リウマチの診断や治療効果の判定に有用である。ただし、診断の確定には自覚症状、関節の炎症徴候など総合的に判断することが大切。

検査の方法

» ラテックス凝集法によるRAテスト。

4

免疫・血清検査

抗核抗体 (ANA)
anti-nuclear antibody

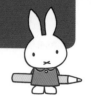

基準値と異常値の原因

陽性

膠原病・自己免疫疾患（全身性エリテマトーデス〈SLE〉、混合性結合組織病〈MCTD〉、全身性強皮症〈SSc〉、シェーグレン症候群、多発性筋炎）。その他（感染症、悪性腫瘍）。

 基準値 陰性　40倍未満

検査の目的

» 抗核抗体とは、細胞の核内にふくまれる成分 (DNA、RNA、核タンパク) に対する自己抗体の総称。抗核抗体が血中に存在するということは、何らかの自己免疫疾患が発症している可能性が高い。

» 膠原病や自己免疫疾患の診断に有用である。とくにSLEの患者のほとんどが陽性になる。確定診断するためには、核のどの成分に対する抗体かをさらに詳しく調べる。

検査の方法

» FAT法による。

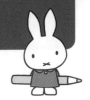

抗赤血球抗体
（クームス試験）
anti-erythrocyte antibody, Coombs test

基準値と異常値の原因

陽性
自己免疫性溶血性貧血、薬剤性溶血性貧血、不適合妊娠、不適合輸血。

基準値 **直接クームス試験　陰性（−）**
間接クームス試験　陰性（−）

検査の目的

» 抗赤血球抗体とは、赤血球の膜表面タンパクに対する自己抗体。クームス試験は、この抗体を検出する方法をいう。

» 直接クームス試験は、赤血球に直接結合している抗赤血球抗体を検出する検査法である。

» 間接クームス試験は、赤血球から離れた抗赤血球抗体を検出する検査法である。抗赤血球抗体が大量に増えると遊離した抗体が血中に現れるので、測定可能になる。

» 自己免疫性溶血性貧血の診断に必須である。

検査の方法

» カラム凝集法による。

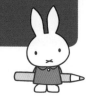

抗好中球
細胞質抗体 (ANCA)
anti-neutrophil cytoplasmic antibody

基準値と異常値の原因

高値

高値
多発血管炎性肉芽腫症（旧称：ウェゲナー肉芽腫症）、
急速進行性糸球体腎炎（壊死性糸球体腎炎、半月体
形成性腎炎）。

基準値　3.5 U/mL未満

検査の目的

» 抗好中球細胞質抗体は、好中球の細胞質成分に対する自己抗
体。多発血管炎性肉芽腫症患者の血中に高頻度に見られる。

» 多発血管炎性肉芽腫症は、壊死性血管炎、半月体形成性腎
炎をともなう難治性疾患である。

» 多発血管炎性肉芽腫症の指標として用いられる。ほかに、
腎糸球体血管壊死や半月体形成をともなう急速進行性糸球
体腎炎の診断や経過観察に有用である。

検査の方法

» EIA法による。

抗ミトコンドリア
抗体(AMA)
anti-mitochondrial antibody

基準値と異常値の原因

陽性

陽性
原発性胆汁性胆管炎。軽度の陽性では自己免疫性肝炎、ルポイド肝炎、膠原病、慢性肝炎など。

基準値 陰性 20倍未満

検査の目的

» 抗ミトコンドリア抗体は、細胞のミトコンドリア内に局在する成分に対する自己抗体である。原発性胆汁性胆管炎の患者で高頻度に検出される。

» 原発性胆汁性胆管炎は、肝内胆管が傷害され、進行する慢性肝疾患。自己免疫の関与が考えられている。

» 原発性胆汁性胆管炎に特異性が高く、同疾患の診断に用いられる。

検査の方法

» FAT法による。

T細胞・B細胞 サブセット

T-cell B-cell subset

基準値と異常値の原因

高値

T細胞85%以上　T細胞腫瘍、伝染性単核症。
B細胞20%以上　B細胞腫瘍。

基準値　T細胞 50〜85%　B細胞 5〜20%

低値

T細胞50%未満　先天性T細胞免疫不全症、毛細血管拡張性失調症、ディジョージ症候群、B細胞腫瘍。
B細胞5%未満　先天性B細胞免疫不全症、T細胞腫瘍。

検査の目的

» リンパ球は、細胞性免疫に関与するT細胞と、抗体産生細胞となるB細胞の2つのグループに大別される。

» 末梢血におけるT細胞とB細胞の比率（百分率）を調べると、免疫関連の疾患の診断に利用できる。

検査の方法

» モノクローナル抗体またはフローサイトメトリー法による。

検査結果からわかること

» T細胞、B細胞の比率が偏れば、免疫関連疾患が疑われる。

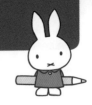

B細胞表面免疫グロブリン(Sm-Ig)

B-cell surface immunoglobulin

基準値と異常値の原因

高値

高値
慢性リンパ性白血病。

基準値 3〜8%

低値

低値
ADA欠損症、IgM増加免疫グロブリン不全症、重症複合免疫不全症（常染色体性劣性）、伴性低ガンマグロブリン血症。

4

免疫・血清検査

検査の目的

» B細胞の成熟過程では、細胞表面に発現する免疫グロブリン（Sm-Ig）のクラスが変化する、クラススイッチングと呼ばれる現象が起こる。この免疫グロブリンはB細胞の分化の過程を示すマーカーとなる。

» B細胞の分化段階や、B細胞系の腫瘍増殖性（モノクロナリティ）を調べる検査。白血病やリンパ腫がどの分化段階の細胞であるかがわかる。

検査の方法

» フローサイトメトリー法による。

可溶性インターロイキン-2レセプター(sIL-2R)

interleukin 2 receptor, soluble

基準値と異常値の原因

高値
成人T細胞性白血病（ATL）、急性リンパ性白血病（ALL）、悪性リンパ腫、ホジキン病、AIDS、SLE、関節リウマチ、ベーチェット病、川崎病、肺結核。

基準値　124〜466U/mL

検査の目的

» インターロイキン-2レセプター(sIL-2R) は、分子量70kdのp70 (β鎖) と分子量55kdのTac抗原 (α鎖) と呼ばれる2種類のサブユニットからなるタンパク質である。

» p70が休止期のリンパ球にも発現しているのに対し、Tac抗原はリンパ球活性化後にはじめて見出されるため、生体の免疫機構活性化の指標にすることができる。

検査の方法

» CLEIA法による。

検査結果からわかること

» 造血器悪性腫瘍、ウイルス感染、リウマチなどで高値になる。

HLAタイピング
human leukocyte antigen typing

基準値と異常値の原因

HLAの分類

クラスⅠ	A	B	C
クラスⅡ	DR	DQ	DP
HLA-DNA	DRB1	DQB1	DPB1

検査の目的

» HLAはヒト主要組織適合複合体 (MHC) と呼ばれる糖タンパク抗原で、個体間で著しい多様性が認められる特性をもつ。

» 本来HLAは、生体内に侵入した外来性抗原を認識するメカニズムの一部として、免疫システム上重要な機能を果たしている。HLAの違いによって自己−非自己の識別が行われる。

» HLA-A、B、CはクラスⅠ抗原、HLA-DR、DQ、DPはクラスⅡ抗原、HLA-DRB1、DQB1、DPB1遺伝子型判定は、HLAのクラスⅡ抗原を遺伝子レベルでタイピングする。疾患感受性遺伝子の解析や移植、輸血の適否の判定、個人識別や親子鑑定、人種や民族調査などの人類学的分野など、幅広く応用されている。

検査の方法

» PCR-SBT法による。遺伝子工学の進歩により塩基配列レベルでの検索が可能になった。

血液型
blood group systems

血液型の分類

| 血液型 | ABO式　A型、B型、O型、AB型
Rh式　Rh＋、Rh－ |

検査の目的

» 一般の臨床現場では、血液型検査とは赤血球の血液型を意味することが多い。厳密には、血液型とは赤血球・白血球・血小板・血清タンパクなどの遺伝標識を分類したものをいう。

» 赤血球の血液型だけでも300ほどの種類があるが、臨床的に重要なのはABO式とRh式の血液型である。

» 血液型検査が行われるのは、①輸血が必要な外科手術、②血液疾患、消化管出血、化学療法などにより貧血を起こし、輸血が必要な症例、③妊婦などである。

検査の方法

» 採血による。全血2〜5mL程度必要。

» 検体の取り違えや血液型誤判定を防止するために、採血時期を変えて2回以上の検査を行うことが望ましい。

検査結果からわかること

» A型とは、赤血球表面にA抗原が発現しているもの。

» B型とは、赤血球表面にB抗原が発現しているもの。

» AB型とは、A抗原とB抗原の両方が発現しているもの。

» O型には、A抗原もB抗原も発現しない。

» Rh式はABO式に次いで臨床的に重要な抗原系である。多種ある抗原のなかでもD抗原が陽性（Rh＋）か陰性（Rh－）かが、もっとも重要となる。必ずABO型とともに検査される。

» 日本人のRh陰性者比率は約0.5％で、緊急輸血時に適合血を確保するのが困難なことがある。

» ABO式の検査には赤血球表面抗体を検査する「おもて検査」と、血漿中の抗Aおよび抗B抗体を同定する「うら検査」の2つが行われる。患者本人の血液型を正しく判定するため、「おもて」「うら」の両方を検査し、両者が一致するのを確認する。

4
免疫・血清検査

観察&看護のポイント

» 輸血によるアナフィラキシーショックを起こした場合は、ただちに医師に報告する。

» 輸血の際に発熱反応がある場合は、輸血の速度を調節し開始後15分はベッドサイドを離れず、バイタルサイン・胸内苦悶・チアノーゼ・呼吸困難などの症状の有無を観察する。

» じんま疹が現れる場合はアレルギー反応なので、早期に異常を発見し対処する。

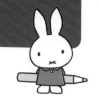

免疫グロブリン

(G, A, M, D)
immunoglobulin G, A, M, D

基準値と異常値の原因

基準値

IgG	870〜1700 mg/dL	
IgA	110〜410 mg/dL	
IgM	男性 33〜190 mg/dL	
	女性 46〜260 mg/dL	
IgD	11.5 mg/dL 以下	

異常値と原因は次ページの表に示す。

検査の目的

» IgGは、もっとも多量に存在する免疫グロブリンであり、唯一胎盤透過性をもつ。慢性炎症性疾患などで増加する。

» IgAは、IgGに次いで高濃度で血中に存在する。慢性炎症、慢性肝炎、肝硬変などで増加する。

» IgMは免疫グロブリン中、最大の分子量をもつ。感染症でもっとも早期に増加する。

» IgDは、IgD型骨髄腫およびその類縁疾患で増加する。しかし、それ以外の臨床的意義は不明な点が多い。

» 免疫グロブリンのそれぞれの変化を測定することが、疾患の鑑別に役立つ。

» 免疫比濁法 (IgDはネフェロメトリー法) による。

検査結果からわかること

» 免疫グロブリンの増加には、数多くの抗体産生細胞の増殖を示す「多クローン性の増加」と、1種類の抗体産生細胞の増殖を示す「単クローン性の増加」がある。「多クローン性の増加」と「単クローン性の増加」とでは、それぞれ別の疾患と診断される。

IgG	高値	**多クローン性**：炎症性疾患、膠原病、慢性肝疾患、伝染性単核 (球) 症、悪性腫瘍、ネフローゼ症候群 **単クローン性**：IgG型骨髄腫、本態性Mタンパク血症、H鎖病 (γ鎖病)、パイログロブリン血症、クリオグロブリン血症など
	低値	原発性免疫不全症、無γ-グロブリン血症、IgG欠乏症・欠損症、IgG型以外の骨髄腫、原発性マクログロブリン血症など
IgA	高値	**多クローン性**：慢性肝疾患、膠原病、IgA腎症、伝染性単核 (球) 症、悪性腫瘍 **単クローン性**：IgA型骨髄腫、本態性Mタンパク血症(IgA型)、H鎖病 (α鎖病)、パイログロブリン血症、クリオグロブリン血症など
	低値	原発性免疫不全症、無γ-グロブリン血症、IgA欠乏症・欠損症、腎不全、ネフローゼ症候群、タンパク漏出性胃腸症、IgA型以外の骨髄腫など
IgM	高値	**多クローン性**：急性感染症、炎症性疾患、慢性肝疾患、急性肝炎、膠原病、悪性腫瘍、ネフローゼ症候群など **単クローン性**：本態性Mタンパク血症、原発性マクログロブリン血症、H鎖病 (μ鎖病) など
	低値	原発性免疫不全症候群、無γ-グロブリン血症、選択的IgM欠損症、ウィスコット・アルドリッチ症候群、タンパク漏出性胃腸症、多発性骨髄腫 (IgM以外のクローン増殖によるもの) など
IgD	高値	IgD型骨髄腫、形質細胞性白血病
	低値	無γ-グロブリン血症など

免疫グロブリンE (IgE)
・特異IgE

immunoglobulin E,
allergen specific IgE

基準値と異常値の原因

高値

高値

IgE 多クローン性の増加（I型アレルギー性疾患、肝疾患、膠原病、ネフローゼ症候群など）。単クローン性の増加（まれだがIgE型骨髄腫）。

特異IgE アレルギー性鼻炎、アレルギー性結膜炎、気管支喘息、アレルギー性気管支炎、じんま疹、アトピー性皮膚炎など各種アレルギー疾患。

基準値 **IgE　170 IU/mL 以下**
特異IgE　0.34 UA/mL 以下

低値

低値

IgE IgE型以外の骨髄腫、慢性リンパ性白血病、サルコイドーシス、無γ-グロブリン血症など。

検査の目的

» IgEは免疫グロブリンのなかでは最も血中濃度が低く、消化管・気道粘膜・リンパ節などで産生される。

» IgEは免疫グロブリンのなかで唯一、過敏性を引き起こす能力をもった抗体である。スギ花粉、卵黄などのアレルゲン物質に曝露されると特異的IgE抗体が産生され、感作が成立し、IgEの産生が高まって血中IgEの濃度が上昇する。その個体に再びアレルゲンが侵入すると、一連の免疫反応が起き、即時型アレルギー症状が出現する。

» 現在、臨床で測定されているIgEには各アレルゲンに対して抗体活性をもつ「特異的IgE抗体」と、抗体活性が明確でないIgE全体の量としての「総IgE抗体」がある。

» IgE検査は、アレルギー体質の診断、経過観察を目的として、IgEの総量「総IgE抗体」を測定する。

» 特異IgE検査は、特定の抗原を認識するIgEを対象とする。I型アレルギー患者のアレルゲン特定に有用である。

» 特定のアレルゲンについての反応性を見るには、IgE総量よりも特異的IgE抗体のほうが適している。

検査の方法

» FEIA法による。抗原をチューブに固相化し、蛍光基質を用いる。陰性・陽性コントロールの吸光度から計算して求めたカットオフ値により判定する。

検査結果からわかること

» 特異性IgEの高値は、アレルギー性疾患が強く疑われる。

» 総IgEの高値は、アレルギーにかかりやすいことを示す。

» 乳幼児や小児など、IgE産生能が低い患者では、特異的IgE抗体価と総IgE量が相関しないこともある。

単位の読み方 UA/mL ➡ ユニットエーパーミリリットル

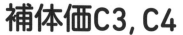

補体価C3, C4
Serum complement level C3, C4

基準値と異常値の原因

高値
高値
感染症、炎症、悪性腫瘍。

基準値　C3　65〜135 mg/dL
　　　　　C4　13〜35 mg/dL

低値

C3低下、C4正常　急性糸球体腎炎、膜性増殖性糸球体腎炎、C3欠損症、人工透析中など。

C3正常、C4低下　遺伝性または後天性血管神経性浮腫、C4欠損症など。

C3、C4ともに低下　全身性エリテマトーデス（SLE）、慢性肝炎、肝硬変、悪性関節リウマチ、播種性血管内凝固症（DIC）など。

低値

検査の目的

» 補体成分（C1以外）は、肝臓とマクロファージで産生されるので、肝疾患では低補体価を示す。

» ネフローゼ症候群では、補体成分の漏出により低補体価を示す。

» 補体系タンパク質の各種先天的欠損症があればわかる。

» SLE、自己免疫性溶血性貧血、膜性増殖性糸球体腎炎などでは低補体価を示す。

» 各種感染症、悪性腫瘍、膠原病などの診断に有用である。

検査の方法

» 免疫比濁法による。

» 採取された検体はできるだけ早く血清分離し、－70℃に凍結保存する。

検査結果からわかること

» 高値では感染症、悪性腫瘍など、低値では膠原病、腎障害が疑われる。

» 幼小児や高齢者の場合、低値傾向となるので注意する。

観察＆看護のポイント

» 数値が異常低値を示したら、すみやかに医師に報告する。

» SLEの場合、次の点に留意する。①発熱・随伴症状・体重・尿量などから症状を把握する。②手洗いやうがい、身体の清潔保持などで感染を予防する。③十分な休養と気分転換によりストレスや過労を軽減する。④ステロイド薬服用の場合、服薬指導を行う。⑤ボディイメージの変化や長期療養に関する悩みなどに対するケアを行う。

C反応性タンパク
(CRP)
C-reactive protein

基準値と異常値の原因

高値

細菌・ウイルス感染症、リウマチ熱、関節リウマチ、悪性腫瘍、悪性リンパ腫、熱傷、外傷、急性心筋梗塞、外科手術後、抗凝固薬投与時など。

基準値 **0.30 mg/dL 以下**

検査の目的

» 組織障害や感染による炎症が起こると、インターロイキン1や6、TNFαなどのサイトカインが分泌されて肝細胞に作用し、種々の急性期反応性タンパクが産生される。その代表的な炎症マーカーがC反応性タンパク (CRP) である。

» CRPは急性炎症性刺激が起きてから2〜3時間で上昇し、2〜3日でピークに達する。組織障害が大きいほど上昇し、期間も長くなるが、炎症が治まるとすみやかに減少する。

» 新生児感染症の診断、動脈硬化性疾患やそのリスク状態の判定に高感度CRPが用いられている。

検査の方法

» ラテックス凝集比濁法による。

» 妊娠後期や経口避妊薬の使用で軽度に上昇する。また、喫煙でも軽度の上昇が見られる。

» 乳び血清や高ビリルビン血清（P.92）では測定に影響が出る。

検査結果からわかること

» 感染症では高値を示し、とくに敗血症、肺炎などの重篤な場合に著しく上昇する。ウイルス感染症では上昇が軽度。

» 悪性腫瘍では、進行とともに上昇する。感染症ほど高値にならない。

» 膠原病では、関節リウマチや血管炎などの活動期に上昇し、全身性エリテマトーデス（SLE）などでは上昇は軽度である。

» Mタンパク血症では異常低値（マイナス値）を示すことがある。また、免疫複合体やリウマトイド因子（P.251）陽性血清では、非特異的反応を起こすことがある。

4

免疫・血清検査

観察&看護のポイント

» CRPには性、年齢、食事、運動、採血時間などによる影響はほとんど見られない。

» 新生児は著しく低い値（数μg/dL程度）となる。新生児感染症では早期から上昇するので注意する。臍帯血中から高感度CRPで検出することが可能。

» 一般にCRPと赤沈（P.64）は共通の病態で変動するが、感染症の指標としてはCRPのほうが増減が速く鋭敏である。

血清・尿α₁-ミクログロブリン(α₁-m)

α₁-microglobulin

基準値と異常値の原因

高値

急性および慢性糸球体腎炎、ネフローゼ症候群、IgA型多発性骨髄腫。尿中での値が上昇する場合は腎糸球体障害、尿細管障害。

基準値　8.3 mg/L 以下

低値

肝硬変、劇症肝炎。尿中での値が低下する場合は肝機能低下。

検査の目的

» α₁-m は肝細胞で産生される低分子血漿タンパクである。

» 血中および尿中α₁-m 測定は、肝実質細胞障害の程度や予備能を反映し、腎糸球体、尿細管機能障害の指標として有用である。

検査の方法

» ラテックス凝集比濁法による。

検査結果からわかること

» 尿中濃度は、尿細管障害により上昇する。

ミオシン軽鎖
myosin light chain

基準値と異常値の原因

高値

高値
心筋梗塞、心筋炎、骨格筋壊死疾患（筋ジストロフィー、悪性高熱症、多発性筋炎、皮膚筋炎など）、腎炎など。

　基準値　**2.5 ng/mL 以下**

検査の目的

» ミオシンは心筋の収縮に働く心筋細胞の構造タンパクである。心筋や骨格筋にふくまれ、分子量が小さいため細胞内から容易に血中に逸脱する。これらの筋肉の障害や壊死により、血中濃度が上昇する。
» 心筋梗塞の病態を把握するために有用な指標となる。
» 発症後3時間から1週間後まで高値となる。

検査の方法

» EIA法による。

検査結果からわかること

» 心筋梗塞でピーク値が30ng/mL以上の場合は予後が不良。

4
免疫・血清検査

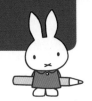

トロポニンT
troponin T

基準値と異常値の原因

高値
急性心筋梗塞、心筋炎、狭心症など。
急性心筋梗塞診断のカットオフ値0.100ng/mL

基準値 0.014 ng/mL 以下

検査の目的

» トロポニンTは、心臓および骨格筋の筋原線維を構成する収縮タンパクで、心室筋ミオシン軽鎖Iと類似した動態を取る。心筋細胞が壊れると血中に流出するため、もっとも敏感な心筋傷害のマーカーである。

» 急性心筋梗塞の早期診断にきわめて有効である。

» トロポニンTは急性心筋梗塞の発症後3時間くらいから上昇しはじめ、12〜18時間前後でピークに達し、そのまま1〜3週間くらい高値を持続する。測定感度が高く、発症直後の採血ができなかった場合の診断にも有用である。

検査の方法 ••

» ECLIA法による。

検査結果からわかること ••••••••••••••••••••••••••••••

» 高値では心筋梗塞が強く疑われる。

» 慢性腎障害があると、より高値になる場合があるので注意する。

観察&看護のポイント

» 急性心筋梗塞の場合は、胸痛を軽減させるため、必要に応じて鎮痛薬を投与する。

» 心筋梗塞で呼吸困難が生じた場合は、すみやかに効果的な酸素吸入を行う。

» 心筋梗塞の患者に対しては、心筋の酸素需要量を増加させるような因子を軽減させるため、心拍数を多くする運動や食事、不安などを避けるように指導する。

4

免疫・血清検査

KL-6

基準値と異常値の原因

高値
間質性肺炎、肺線維症、過敏性肺炎。

基準値　500 U/mL 未満

検査の目的

» KL-6は、モノクローナル抗体により認識される、シアル酸をもつ高分子糖タンパクである。呼吸器系の上皮細胞に多量に出現する。

» 血清KL-6の測定により、肺の線維化を特徴とする病変の鑑別や間質性肺炎の病勢が把握できる。

» 従来は特異的な血清マーカーに乏しかった間質性肺炎や肺線維症に高い有用性が認められている。活動性の間質性肺炎症例で、非活動性症例と比較して有意に高値を示す。

検査の方法

» ECLIA法による。

検査結果からわかること

» 間質性肺炎の患者では、血清KL-6が健常者やほかの呼吸器系疾患よりも著しく高値を示す。

第5章

腫瘍マーカー検査

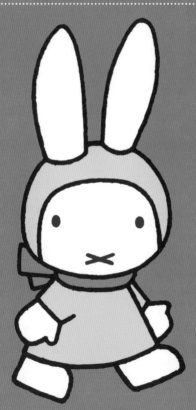

腫瘍マーカー検査

部位別の腫瘍マーカー

検査の目的

» 腫瘍マーカー（tumor marker）とは、腫瘍細胞に特有の成分、または腫瘍細胞が産生する成分で、それらを検出することで、がんの診療に役立つ。

» がんの進展度、経過観察の指標、がん再発のモニターに利用される。

検査の方法

» 腫瘍細胞の成分などに対するモノクローナル抗体を用いる。

検査結果からわかること

» 臓器特異的マーカーは、特定の臓器腫瘍で高率に検出されるので、特定のがんの診断などに役立つ。

» 臓器非特異的マーカーは、腫瘍の種類を問わず検出されるので、ほかの検査と組み合わせて総合的に診断する。

» 腫瘍マーカーは、良性疾患でも陽性になることがあるので、がんの早期診断には必ずしも適していない。ただし、PSA測定は前立腺がんの早期診断に有効である。

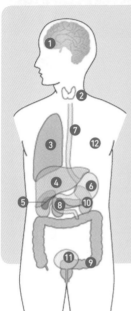

❶ 神経腫瘍	NSE
❷ 甲状腺がん	CEA
❸ 肺がん （小細胞がん、 腺がん、扁平 上皮がん）	CEA、SCC、NSE、 SLX、ProGRP、 CYFRA
❹ 肝がん	AFP、PIVKA-Ⅱ
❺ 胆嚢がん・ 胆管がん	CA19-9、CA50、 Span-1、NCC-ST-439
❻ 胃がん	CEA、CA19-9、 CA72-4、STN
❼ 食道がん	CEA、CA19-9、SCC
❽ 膵がん	CA19-9、CA50、 Span-1、NCC-ST-439
❾ 結腸・ 直腸がん	CEA、CA19-9、 NCC-ST-439
❿ 腎臓がん	BFP、DU-PAN-2
⓫ 膀胱がん	BFP、TPA
⓬ 皮膚がん	メラノーマ抗原

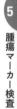

5
腫瘍マーカー検査

男性

女性

男性のがん	
⓭ 前立腺がん	PSA
⓮ 睾丸がん	AFP、BFP
女性のがん	
⓯ 乳がん	CEA、CA15-3、 NCC-ST-439、BCA225
⓰ 子宮頸がん・ 子宮体がん	SCC、CA125、CA130
⓱ 卵巣がん	CA125、CA130、 CA72-4、STN

おもな腫瘍マーカー

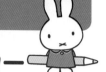

おもな腫瘍マーカーリスト

腫瘍マーカー	カットオフ値	甲状腺がん	肺がん	食道がん	胃がん	結腸・直腸がん
α-フェトプロテイン（AFP）	20ng/mL以下					
PIVKA-II	0.1AU/mL以下					
CEA	2.5ng/mL以下	●	●	●	●	●
CA19-9	37U/mL以下			●	●	●
KMO1	530U/mL未満					
SPan-1抗原	30U/mL以下					
DU-PAN-2	150U/mL以下				●	
NCC-ST-439	7.0U/mL以下		●		●	●
SCC	1.5ng/mL以下		●	●		
ProGRP（ガストリン放出ペプチド前駆体）	46pg/mL以下		●			
NSE（神経特異エノラーゼ）	10ng/mL以下		●			
SLX（シリアルSSEA-1）	38U/mL以下		●			
PSA（前立腺特異抗原）	4.0ng/mL以下					
CA15-3	30U/mL以下					
BCA225	160U/mL以下					
CA125	50U/mL以下		●			
CA130	35U/mL以下					
CA72-4	4.0U/mL以下				●	●
BFP（塩基性フェトプロテイン）	75ng/mL以下		●		●	●
TPA	110U/L以下		●		●	●
IAP	500μg/mL以下		●		●	●
CA50	40U/mL以下					
POA	15U/mL以下					
STN	45U/mL以下				●	●
CYFRA（シフラ、サイトケラチン19フラグメント）	3.5ng/mL以下		●			●

●はマーカーの対象となるがんを示す。

膵がん	肝細胞がん	肝内胆管がん	胆嚢・胆道がん	腎がん	膀胱がん	乳がん	子宮がん	卵巣がん	前立腺がん	睾丸がん	その他
	●									●	肝芽腫、ヨークサック腫瘍、転移性肝がん
	●										
●		●	●			●		●			
●		●	●					●			
●		●	●								
●		●	●	●							
●		●	●			●					
								●			
											内分泌腫瘍
											神経芽細胞腫
●		●	●					●			
										●	
						●					
						●					
●								●			
●	●										
				●	●		●	●	●	●	
					●	●	●	●			白血病
					●	●	●	●			白血病
●		●	●								
●	●										
								●			
						●					

α-フェトプロテイン

（AFP）

α-fetoprotein

基準値と異常値の原因

高値
悪性腫瘍（肝がん、転移性肝がん、胃がん）。
肝疾患（急性肝炎、慢性肝炎、肝硬変）。
その他（妊娠、糖尿病）。

 基準値　10 ng/mL 以下

検査の目的

» α-フェトプロテインは、肝細胞がんの腫瘍マーカーである。胃がんなどでも出現することがある。本来は胎児の肝臓で産生される糖タンパクで、成人ではほとんど産生されないが、がん化した肝細胞で合成が活発化する。

» 肝細胞がんの診断、転移や再発の有無の判断に使われる。肝がん患者での陽性率は、約90％と高い。

検査の方法

» CLIA法による。

検査結果からわかること

» 1000ng/mLほどの非常な高値は、進行性肝細胞がんである。

がん胎児性抗原
（CEA）
carcinoembryonic antigen

基準値と異常値の原因

高値

悪性腫瘍（大腸がん、胃がん、肺がん、乳がん、子宮がん、卵巣がん、甲状腺髄様がん）。

非腫瘍性疾患（肺炎、気管支炎、結核、潰瘍性大腸炎、急性肝炎、慢性肝炎、肝硬変）。

 ### 基準値　2.5 ng/mL 以下

検査の目的

» CEAは、胎児の消化管細胞とがん細胞が産生する糖タンパク。大腸がんなど、おもに消化器がんの診断に利用する。

» がんの早期発見には適さないが、診断の補助に役立つ。

» がん治療後の経過観察、再発や転移のモニターに有用である。

検査の方法

» CLIA法による。

検査結果からわかること

» 高値では消化管がんが疑われるが、軽度の高値では肺炎、潰瘍性大腸炎など、がん以外の疾患のこともある。

5
腫瘍マーカー検査

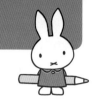

腫瘍マーカー検査

糖鎖抗原19-9
（CA19-9）

carbohydrate antigen 19-9

基準値と異常値の原因

高値

悪性腫瘍（膵がん、胆嚢・胆管がん、胃がん、大腸がん、肺がん、子宮がん、卵巣がん）。

非腫瘍性疾患（胆石症、胆管炎、膵炎、気管支嚢胞、気管支拡張症、肺結核、卵巣嚢腫）。

 基準値　37 U/mL 以下

検査の目的

» CA19-9 はルイス式血液型Aの糖鎖の一種で、膵管上皮や胆管上皮などから分泌される。これらの部位のがん化により、産生が増加する。膵がんのもっとも有効な腫瘍マーカー。

» がん治療の効果判定、経過観察、再発のモニターに有用。

検査の方法

» ECLIA 法または EIA 法による。

検査結果からわかること

» 高値での陽性率は、膵がんがもっとも高く、胆管がん、胃がん、大腸がんなどでも陽性になることがある。

282　単位の読み方　U/mL ➡ ユニットパーミリリットル

前立腺特異抗原
（PSA）

prostate specific antigen

基準値と異常値の原因

高値
前立腺がん、前立腺肥大症、前立腺炎、前立腺梗塞。

 基準値　4.0 ng/mL 以下

検査の目的

» PSA は、前立腺上皮細胞から分泌されるタンパク分解酵素である。前立腺が肥大したり、がん化したりすると血中への分泌が増えるので、腫瘍マーカーとして利用される。

» 前立腺がんの早期発見、治療効果の判定、治療後の経過観察に用いられる。

» 前立腺肥大症との鑑別も必要で、その場合は、PSA 総量に対する遊離型（非タンパク結合型）の割合（F/T比）を調べる。F/T 比はがん患者のほうが低い。

検査の方法

» CLEIA 法による。

検査結果からわかること

» 高値であればあるほど、前立腺がんの可能性が高くなる。

（右欄）5 腫瘍マーカー検査

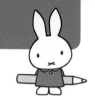

腫瘍マーカー検査

乳がん特異
抗原225（BCA225）
breast cancer antigen 225

基準値と異常値の原因

 高値
原発性乳がん。

 基準値　160 U/mL 以下

検査の目的

» BCA225とは、乳がん細胞に特異的に結合するモノクローナル抗体によって認識される、糖タンパク（抗原）のこと。乳がんの腫瘍マーカーとして利用される。

» BCA225は、がん細胞の崩壊による流出や、がん細胞自体の血中への流出を反映する。

» 乳がんの進行にともなって値が上昇するので、乳がんの早期発見よりも、乳がんの治療の効果判定、治療後の経過観察や再発のモニターに有用である。とくに再発した乳がんの陽性率は、ほかの乳がんのマーカー（CEAやCA15-3など）よりも高い。

検査の方法

» EIA法による。

第6章

薬物濃度検査

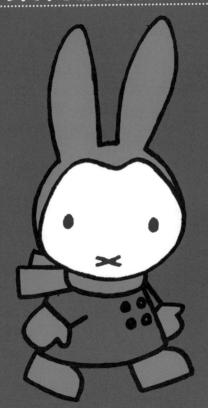

薬物血中濃度の
モニタリング(TDM)
therapeutic drug monitoring

検査の目的

» 薬物療法においては、薬の効果は最大限に、同時に副作用は最小限に抑えることが原則である。薬の効果は投与量ではなく血中濃度で決まる。そのために薬物血中濃度モニタリング(TDM)が必要となる。

» TDMが必要な理由の1つは、個人によって薬物の血中濃度が異なること。肝臓の薬物分解能が個人で違うために、同

薬物血中濃度と効果・副作用の関係

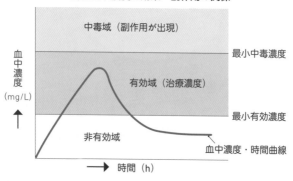

じ量を投与しても、血中濃度が異なり、同じ効果は得られ
ない。血中濃度を測定しながら治療することが大切となる。

» 2つめの理由は、薬効の現れる有効濃度の範囲が狭い薬を、
効果的に使えること。

» 3つめの理由は、過量投与による副作用を防止できること。

» 4つめの理由は、薬を複数併用しているときに、薬物相互
作用の評価ができること。

検査の方法

» 薬物血中濃度の測定法には、免疫学的測定法と分離分析法
の2つがある。

» 免疫学的測定法には、酵素免疫測定法 (EIA)、蛍光偏光免疫
測定法 (FPIA)、ホモジニアス EIA 法、化学発光免疫測定法
(CLIA)、ヘテロジニアス EIA 法 (ELISA)、免疫クロマトグラフィー
などがある。

» 分離分析法には、高速液体クロマトグラフィー、ガスクロ
マトグラフィーなどがある。

TDM が必要な薬物

» 血中濃度の測定が必要な薬物は、治療効果の有効な濃度の
範囲が狭く、副作用の出る領域と近い薬である。とくに抗
けいれん薬やジギタリス製剤などはモニタリングが必要で
ある。

» 次ページ (P.288) の表で、薬剤別に治療有効濃度を示す。

6

薬物濃度検査

287

薬物濃度検査が
必要な薬剤

向精神薬

薬剤名	治療有効濃度
炭酸リチウム	0.8 ~ 1.4mEq/L

抗てんかん薬（抗けいれん薬）

薬剤名	治療有効濃度
フェニトイン（PHT）	10 ~ 20 μg/mL
フェノバルビタール	15 ~ 25 μg/mL

抗不整脈薬

薬剤名	治療有効濃度
リドカイン	1 ~ 5 μg/mL

ジギタリス製剤

薬剤名	治療有効濃度
ジゴキシン	0.8 ~ 2.0ng/mL
ジギトキシン	15 ~ 25ng/mL

気管支拡張薬

薬剤名	治療有効濃度
テオフィリン	10 ~ 20 μg/mL

抗菌薬

薬剤名	最高濃度	最低濃度
ストレプトマイシン	20 ~ 30 μg/mL	3 ~ 5 μg/mL
カナマイシン	20 ~ 30 μg/mL	4 ~ 8 μg/mL
ゲンタマイシン	20 ~ 30 μg/mL	
トブラマイシン	20 ~ 30 μg/mL	
アミカシン	20 ~ 30 μg/mL	
バンコマイシン	20 ~ 40 μg/mL	5 ~ 10 μg/mL

第 7 章

看護に必要な数式

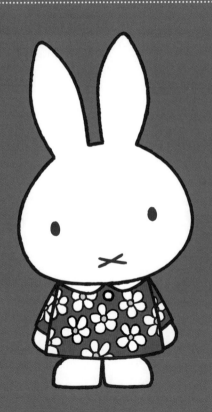

BMI （Body Mass Index : ボディマスインデックス）

 体重(kg) ÷ 身長(m)²

» 体重を身長の二乗で除した値で、体格指数とも呼ばれる。日本肥満学会によれば、BMI 22 となる体重が、統計的に高血圧、耐糖能異常、脂質異常症、肝疾患などの有病率がもっとも低くなるため、標準体重とされる。BMI 25以上は肥満と判定される。

身長1.7m、体重65kgの人の場合

BMI＝65(kg)÷1.7(m)÷1.7(m)≒22.5

判定は「正常」となる。

BMIによる肥満度の判定基準

BMI	日本肥満学会の基準	WHOの基準
18.5未満	やせ	低体重
18.5以上25未満	正常	正常
25以上30未満	肥満1度	前肥満
30以上35未満	肥満2度	Ⅰ度肥満
35以上40未満	肥満3度	Ⅱ度肥満
40以上	肥満4度	Ⅲ度肥満

標準体重(kg)

 身長(m)×身長(m)×22

» 統計的に有病率がもっとも低いとされる BMI 22 に相当する
体重を、理想的な標準体重とし、身長と BMI から求める。

カウプ指数(Kaup Index)

 体重(g)÷身長(cm)² ×10

» 生後3カ月以上5歳くらいまでの乳幼児の発育状態を判断
するための体格指数。成人用の BMI と同じように計算する
が、判定基準は異なる。カウプ指数は年齢によって評価が
少しずつ違ってくるので、判定はあくまで目安である。

身長80cm、体重12kg (12000g) の幼児の場合
カウプ指数=12000(g)÷80(cm)÷80(cm)×10=18.75
判定は「ふつう」となる。

カウプ指数の判定基準

カウプ指数	判定
13未満	やせ
13以上15未満	やせ傾向
15以上19未満	ふつう
19以上22未満	肥満傾向
22以上	肥満

ローレル指数（Rohrer Index）

体重(kg)÷身長(m)³×10

» 体重（kg）を身長（m）の三乗で除して求める。とくに学童期（6〜12歳）の発育状態を評価するための体格指数。学童の身長と体重の発育バランスを見るほか、小児の肥満度の判定に利用できる。

身長1.4m、体重40kgの小児の場合

ローレル指数
$$=40(kg)÷1.4(m)÷1.4(m)÷1.4(m)×10≒145.77$$
判定は「肥満傾向」となる。

ローレル指数の判定基準

ローレル指数	判定
100未満	やせすぎ
100〜115未満	やせぎみ
115〜145未満	ふつう
145〜160未満	太りぎみ
160以上	太りすぎ

体表面積(m²)

体表面積ノモグラム

» 体表面積は、薬物の投与量などを決めるのに必要な数値である。身長・体重と指数から求めるが、計算が大変なため、一般的には「体表面積ノモグラム」を使用する。

ノモグラムの見方

» Ⅰは身長（cm）、Ⅱは体表面積（m²）、Ⅲは体重（kg）。
» 身長Ⅰと体重Ⅲを結んだ線と交わるⅡの値を読む。

身長160cm、体重50kgの場合

赤線で結んだⅡの値＝約1.475m²

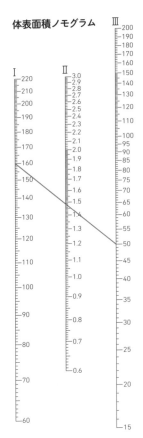

体表面積ノモグラム

7

看護に必要な数式

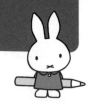

基礎代謝量(kcal/日)

基礎代謝基準値(kcal/kg体重/日)×体重(kg)

» 基礎代謝量とは、生きていくために最低限必要なエネルギー量のこと。早朝空腹時、快適な室内で安静仰臥位の状態で測定されるエネルギー代謝量である。年齢・性別ごとに基礎代謝基準値を使って求める。

男性、30歳、体重70kgの場合の基礎代謝量

22.5×70＝1575(kcal/日)

基礎代謝基準値（kcal/kg体重/日）

年齢	男性	女性
1～2歳	61.0	59.7
3～5歳	54.8	52.2
6～7歳	44.3	41.9
8～9歳	40.8	38.3
10～11歳	37.4	34.8
12～14歳	31.0	29.6
15～17歳	27.0	25.3
18～29歳	23.7	22.1
30～49歳	22.5	21.9
50～64歳	21.8	20.7
65～74歳	21.6	20.7
75歳以上	21.5	20.7

厚生労働省：日本人の食事摂取基準（2020年版）

基礎代謝量 (ハリス・ベネディクトの式)(kcal/日)

 男性 66.47＋13.75×体重(kg)
＋5×身長(cm)－6.78×年齢

 女性 655.1＋9.56×体重(kg)
＋1.85×身長(cm)－4.68×年齢

» 性別・身長・体重・年齢から、安静仰臥位の状態でのエネルギー消費量を算出する。欧米人の骨格をもとにして作成されたもので、日本人の場合は数値がやや高くなるとされるが、医療の現場では個別のエネルギー量を算出するためによく用いられる。

男性、体重70kg、身長170cm、30歳の基礎代謝量

66.47＋13.75×70＋5×170－6.78×30＝1675.57(kcal/日)

女性、体重50kg、身長160cm、40歳の基礎代謝量

655.1＋9.56×50＋1.85×160－4.68×40＝1241.9(kcal/日)

＊参考：日本人のための簡易式

男性 14.1×体重(kg)＋620

女性 10.8×体重(kg)＋620

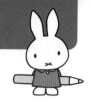

総エネルギー必要量(kcal/日)

 基礎代謝基準値(kcal/kg体重/日)
×体重(kg)**×身体活動レベル**(PAL)

15～69歳における身体活動レベル別の活動内容と活動時間 *1

身体活動レベル *2	低い 1.50（1.40～1.60）
日常生活の内容	生活の大部分が座位で、静的な活動が中心の場合

個々の活動の分類（時間/日）*3	睡眠（0.9）	7～8
	座位または立位の静的な活動（1.5：1.0～1.9）	12～13
	ゆっくりした歩行や家事など低強度の活動（2.5：2.0～2.9）	3～4
	長時間持続可能な運動・労働など中強度の活動（普通歩行をふくむ）（4.5：3.0～5.9）	0～1
	頻繁に休みが必要な運動・労働など高強度の活動（7.0：6.0以上）	0

*1 二重標識水法および基礎代謝の実測値から得られた身体活動レベルにより3群に分け、各群の標準値を求めた。
*2 身体活動レベルは代表値を示した。（ ）内はおよその範囲を示す。
*3 （ ）内はメッツ値を示す（代表値：下限～上限）。

» 1日に消費するエネルギー量のことを総エネルギー必要量
(kcal/日) という。「日本人の食事摂取基準」によれば、推定
エネルギー必要量として、基礎代謝量に身体活動の強度を
表す数値をかけて求められる。

**男性、40歳、体重70kgでふつうの生活をしている（身体活動
レベル1.75）場合の総エネルギー必要量**

$22.3 \times 70 \times 1.75 = 2756$(kcal/日)

» 15～69歳における各身体活動レベルの活動内容を下の表
に示す。

ふつう　1.75（1.60～1.90）	高い　2.00（1.90～2.20）
座位中心の仕事だが、職場内での移動や立位での作業・接客など、あるいは通勤・買い物・家事、軽いスポーツなどのいずれかをふくむ場合	移動や立位の多い仕事への従事者。あるいは、スポーツなど余暇における活発な運動習慣をもっている場合
7～8	7
11～12	10
4	4～5
1	1～2
0	0～1

厚生労働省：日本人の食事摂取基準（2020年版）

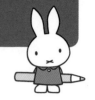

体液量(L)

新生児	**体重**(kg)**×0.7**
成人	**体重**(kg)**×0.6**
高齢者	**体重**(kg)**×0.5**

» 体液とは、組織内液、細胞外液 (血漿、組織間液、体腔液など) を
  いう。およその体液量は体重に占める割合から求められ、
  その割合は、新生児70%、成人60%、高齢者50%である。

体重60kgの成人の体液量

$60×0.6＝36$(L)

» 健康時の体液量の日差は1%以内。これ以上の増減がある
  場合は、浮腫による水分の貯留または脱水症状などが考え
  られる。体液が1%減少するだけで、のどの渇きを感じる。

細胞内液量(L)

体重(kg)**×0.4**

» 細胞内液は体液の約3分の2を占め、成人では体重の約
  40%に相当する。細胞内液量は体重に0.4をかけて求める。

体重60kgの成人の細胞内液量

$60×0.4＝24$(L)

細胞外液量(L)

 体重(kg)×0.2

» 細胞外液は体液の約3分の1を占め、成人では体重の約20%に相当する。細胞外液量は体重に0.2をかけて求める。

体重60kgの成人の細胞外液量

$60×0.2＝12(L)$

循環血液量(L)

 体重(kg)×0.08

» 体内を循環する血液の量は、体重の約8%、約13分の1とされる。体重に0.08をかけて求める。

体重60kgの成人の循環血液量

$60×0.08＝4.8(L)$

» 循環血液量の20%以上が失われると、血圧が低下し、ショック症状が現れるようになる。皮膚蒼白、冷や汗、チアノーゼの出現、努力呼吸などの症状が見られる。

血液成分の量 (L)

成分	計算式
血漿成分	循環血液量×0.55
血漿タンパク質	血漿量×0.07
無機塩類	血漿量×0.009
血球（細胞）成分	循環血液量×0.45
赤血球	血球（細胞）成分×0.96
白血球	血球（細胞）成分×0.03
血小板	血球（細胞）成分×0.01
水分	血漿量×0.91

» 血液の約55%は血漿、約45%は血球（細胞）成分である。

» 血漿の約91%は水分、約7%はタンパク質、約0.9%は無機塩類で、脂質などもわずかにふくまれている。

» 血球（細胞）成分の割合は、赤血球が約96%、白血球が約3%、血小板が約1%となる。

» それぞれの割合をもとに、血液成分量を計算する。

体重60kgの成人の各血液成分量

血漿成分：$60×0.08×0.55＝2.64$ (L)

血漿タンパク質：$2.64×0.07＝0.1848$ (L)

無機塩類：$2.64×0.009＝0.02376$ (L)

血球（細胞）成分：$60×0.08×0.45＝2.16$ (L)

赤血球：$2.16×0.96＝2.0736$ (L)

白血球：$2.16×0.03＝0.0648$ (L)

血小板：$2.16×0.01＝0.0216$ (L)

水分：$2.64×0.91＝2.4024$ (L)

必要水分量(mL/日)

 体重(kg)×30〜35

» 体重1kg当たりの必要水分量から簡易的に求める式。

   体重70kgの成人の1日に必要な水分量

   $70×30〜35＝2100〜2450$(mL)

» 水分摂取量と排泄量は常にバランスが保たれていて（恒常性
   の維持）、成人の水分バランスは次のようになる。

   摂取量＝飲水1200(mL)＋食物水分1000(mL)＋代謝水300(mL)

   $＝2500$(mL)

   排泄量＝随意尿1000(mL)＋不可避尿500(mL)[*1]

   $　　　　＋不感蒸泄900(mL)＋糞便100(mL)＝2500$(mL)[*2]

* 1 不可避尿：水をまったく飲まなくても老廃物を排出するために必
     要な尿量で、約500mL/日。1日の排尿量はこれに随意尿を加え、
     1000〜1500mL/日とされる。

* 2 糞便：便にふくまれる水分量は100mL/日。

» 以上から、食事と飲水で1日に摂取すべき水分量は、次の
   式で求められる。

   (尿量＋不感蒸泄量＋糞便の水分量)−代謝水

脱水時の水分欠乏量(L)

> （患者血漿浸透圧－正常血漿浸透圧）
> ×体内総水分量÷正常血漿浸透圧

» 脱水症を治療するには、まず水分欠乏量を計算する。正常血漿浸透圧は、測定値がなければ290（mOsm/L）を使う。体内総水分量と患者血漿浸透圧は、以下の式で求める。

体内総水分量＝体重(kg)×0.55

血漿浸透圧＝2(Na＋K)＋BS/18＋UN/2.8

Na：血清ナトリウム濃度(mEq/L)、K：血清カリウム濃度(mEq/L)、BS：グルコース（血糖）(mg/dL)、UN：血中尿素窒素(mg/dL)。

脱水症、体重60kg、血漿浸透圧300mOsm/Lの場合の水分欠乏量

体内総水分量：60×0.55＝33(L)

（300－290）×33÷290≒1.14(L)

脱水時のナトリウム欠乏量(mEq)

> （患者血清ナトリウム濃度－正常血清ナトリウム濃度）
> ×体内総水分量÷正常血清ナトリウム濃度

» 式の構造は水分欠乏量と同じ。正常血清ナトリウム濃度は、135～147mEq/L。

不感蒸泄量(mL/日)

 15(mL)×体重(kg)

» 不感蒸泄とは、肺(呼気)や皮膚から絶えず水蒸気として発散している水分のこと(発汗をのぞく)。皮膚からの喪失は1日当たり約500mL、肺からの喪失は約400mLで、成人の場合、体重1kg当たり約15mL/日とされる。また、体表面積1m² 当たりでは600mL/日となる。

体重70kgの成人の不感蒸泄量

15×70＝1050(mL)

定常状態の不感蒸泄量	
新生児	30 mL/kg/日
乳児	50～60 mL/kg/日
幼児	40 mL/kg/日
学童児	30 mL/kg/日
成人	15 mL/kg/日

» ただし、体温が1℃上昇すると不感蒸泄量は15%ずつ上がるとされるので、以下の式のほうがより適切である。

15×体重(kg)＋200×(体温−36.8℃)

発汗による水分・Naの総質量(成人)

発汗の程度	水分	ナトリウム
軽度の発汗(発汗部位：腋窩～鼠径部)	300 mL	10～20 mEq
中等度の発汗(腋窩、鼠径～頭部)	600 mL	20～40 mEq
高度の発汗	1000 mL	40 mEq

単位の読み方 mEq/L ➡ ミリ当量パーリットル

代謝水 (mL/日)

 5(mL)×**体重**(kg) 　または
13(mL)×**1日の摂取エネルギー**(kcal)÷**100kcal**

» 代謝水とは、摂取した栄養素が体内で代謝される際に生成
  される水分のこと。体重1kg当たりで生成される代謝水を
  5mLとし、体重をかけて求める。

   体重60kgの成人の1日の代謝水量

   $5×60＝300$ (mL)

» 1日の摂取エネルギーから代謝水を算出することもできる。

必要最低尿量 (mL/日)

 10(mL)×**体重**(kg)

» 1日に必要な最低尿量を体重から概算する。ただし、老廃
  物を排泄するのに最低限必要な不可避尿は約500mL/日で
  ある。尿量が400mL以下の状態を乏尿といい、急性腎炎
  や腎不全が疑われる。100mL/日以下の場合は無尿といい、
  重症の腎炎、ネフローゼ症候群が疑われる。

   体重60kgの成人の1日必要最低尿量

   $10×60＝600$ (mL)

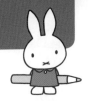

維持輸液量(mL/日)

年齢別の計算式

年齢	計算式
成人	尿量(mL)＋不感蒸泄量(mL) ＋糞便水分(mL)－代謝水(mL)
新生児・乳児	90(mL)×体重(kg)
1～3歳	80(mL)×体重(kg)
3～5歳	70(mL)×体重(kg)
学童	60(mL)×体重(kg)

体重別の計算式

体重	計算式
3～10kg	100×体重(mL/日)
10～20kg	1000＋(体重－10)×50(mL/日)
20kg以上	1500＋(体重－20)×20(mL/日)

» 維持輸液とは、1日に必要な水分と電解質を補給するために行う輸液のこと。小児の場合は体重をもとに計算する。

尿量1500mL、体重60kg、糞便水分100mLの患者の維持輸液量
$1500＋15×60＋100－5×60＝2200(mL)$

脱水時の補液量(mL/日)

**体重(kg)×20(mL)＋前日の尿量(mL)
－経口摂取量(mL)**

» 脱水時に補給する１日の水分量を求める。

**体重60kg、前日尿量800mL、経口摂取量400mLの患者の補
液量**

$60 \times 20 + 800 - 400 = 1600 (mL)$

低ナトリウム血症の補正(mEq/L)

体重(kg)×0.2×(140－Na濃度)

» 血清ナトリウム (P.152) が低下している場合に、ナトリウム
を適切に補給するために計算する。

体重60kg、血清ナトリウムが110mEq/Lの場合のNaCl補給量

$60 \times 0.2 \times (140 - 110) = 360 (mEq/L)$

熱傷患者の輸液量(mL/日)

 バクスターの公式(A)

4×体重(kg)×熱傷面積(%)

 エバンスの公式(B)

① 電解質液:1(mL)×体重(kg)×熱傷面積(%)

② 血漿・血清アルブミン:1(mL)×体重(kg)×熱傷面積(%)

③ 維持水分量:5%糖液2000mL

 ブルークの公式(C)

① 電解質液:1.5(mL)×体重(kg)×熱傷面積(%)

② 血漿・血清アルブミン:0.5(mL)×体重(kg)×熱傷面積(%)

③ 維持水分量:5%糖液2000mL

» 熱傷ショック期における必要な輸液の算出式。体重と熱傷面積から電解質などの必要量を計算する。

体重60kg、熱傷面積18%の患者の1日の輸液量

A:4×60×18=4320(mL)

B:① 1×60×18=1080(mL)
　　② 1×60×18=1080(mL)
　　①+②+③=4160(mL)

C:① 1.5×60×18=1620(mL)
　　② 0.5×60×18=540(mL)
　　①+②+③=4160(mL)

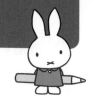

点滴滴下数(滴/分)

輸液セット	計算式
10滴が1mLの輸液セット	総輸液量(mL)÷所要時間(h)÷6
15滴が1mLの輸液セット	総輸液量(mL)÷所要時間(h)÷4
20滴が1mLの輸液セット	総輸液量(mL)÷所要時間(h)÷3

» 輸液量を所要時間で割ることにより、1分当たりの滴下数
を求める。

**15滴で1mLの輸液セット 1000mLを24時間で落としたとき
の滴下数**

$1000 \div 24 \div 4 = 10.416666 \fallingdotseq 10$(滴/分)

点滴所要時間(時間)

輸液セット	計算式
10滴が1mLの輸液セット	総輸液量(mL)÷6÷滴下数(滴数/分)
15滴が1mLの輸液セット	総輸液量(mL)÷4÷滴下数(滴数/分)
20滴が1mLの輸液セット	総輸液量(mL)÷3÷滴下数(滴数/分)

» 総輸液量を1時間当たりに注入される量で割って求める。
前項の点滴滴下数を求める式から導かれる。

» **10滴で1mLの輸液セットの場合**

滴下数(滴数/分)＝総輸液量(mL)÷所要時間(h)÷6

総輸液量(mL)＝滴下数(滴数/分)×所要時間(h)×6

所要時間(h)＝総輸液量(mL)÷6÷滴下数(滴数/分)

» **10滴で1mLの輸液セット1000mLを60滴/分で落とすときの**
所要時間

1000÷6÷60＝2.777777…≒3(時間)

» 1mL=10滴なので、1000mL=10000滴。

60滴/分の速度で10000滴を落とすのにかかる時間は、

10000÷60≒166.66(分)。

166.66÷60＝2.777≒3(時間) と求めることもできる。

溶質の溶解量(g)

 溶液量(mL)×溶液濃度(%)÷100

» 溶液の中の溶質の量は、溶液量×溶液濃度で求めることが
できる(1%は1/100〈0.01〉なので100で割る)。水1mLの重さは
1gとされている。

0.9%の生理食塩水1Lにふくまれている塩化ナトリウムの量

1000×0.9÷100＝9(g)

比の計算で求める
必要な薬液量(mL)

(溶媒+溶質)量:溶質量=求める量:指示量
求める量=指示量×(溶媒+溶質)量÷全溶質量

» 薬液にふくまれている溶質(溶けている有効成分)の割合から、指示量に対し必要な薬液量を求める。

1mL中に有効成分20mgをふくむ薬剤を5mg筋肉注射したいときの投与量

1：20＝X：5

X＝5÷20＝0.25(mL)

溶液をつくるときに
必要な原液量(mL)

使用濃度(%)×使用溶液量(mL)÷原液濃度(%)

» 原液に水などを加え、ある濃度の溶液をつくるときに、必要な原液量(a)を求める。

» 使用濃度（つくる溶液の濃度）＝原液濃度×a÷使用溶液量（つくる溶液の量）から、上記の式が導かれる。

0.1％の原液に水を加えて、0.02％の溶液1000mLをつくる場合の必要原液量

0.02×1000÷0.1＝200（mL）

必要原液量は200mLなので、水800mLを加えて1000mLとする。

溶液をつくるときの
必要希釈量（mL）

 原液量（mL）×（原液濃度〈%〉－使用濃度〈%〉）÷使用濃度〈%〉

» ある濃度の溶液を希釈して、濃度を変えたいときに必要な水の量の求め方。

0.1％の原液100mLに水を加えて、0.01％の溶液をつくる場合の必要希釈量

100×(0.1－0.01)÷0.01＝900（mL）

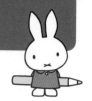

ショック指数

脈拍数(回/分)÷収縮期血圧(mmHg)

» 外傷など出血をきたす疾患により、循環血液量が減少して起こる循環血液量減少性ショック(出血性ショック)の重症度を把握するための数値。目安として、ショック指数0.5では循環血液量の減少はなく、1.0では23%、1.5では33%、2.0では43%減少するとされている。

循環血液量減少性ショックにおいて、脈拍110回/分、収縮期血圧80mmHgの場合のショック指数

110÷80≒1.375

赤血球濃厚液1単位(200mL)の輸液で改善されるHb値(g/dL)

予測Hb上昇値(g/dL)＝輸血Hb量(g)÷循環血液量(dL)
循環血液量(dL)＝体重(kg)×0.08×10

» 貧血の患者に輸血した場合に、患者のヘモグロビン濃度(P.48)がどれくらい上昇するかを予測するための式。反対に、この数値からどの程度輸血が必要かが判断できる。

安静時呼吸回数(回/分)

脈拍数(回/分)÷5

» 起床時に安静仰臥位のまま脈拍を測って算出する。同時に測定した呼吸回数と比較して、肺機能が正常かどうかを判定する。

» 正常の目安は脈拍数：60〜80回/分、呼吸回数：15〜20回/分である。

1分間の脈拍数が70の場合の呼吸回数

70÷5＝14(回/分)

肺活量

全肺気量−残気量　または
予備吸気量＋1回換気量＋予備呼気量

» 肺活量 (VC) とは、息を最大限に吸って吐き出したときの空気の量のこと。そうして吐き出した際に、まだ肺の中に残っている空気の量を残気量 (RV) という。肺活量と残気量を合わせて全肺気量 (TLC) と呼ぶ。全肺気量とは、最大限まで吸い込んだときの空気の量をいう。

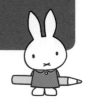

肺活量の予測式(Baldwin式)(mL)

男性（27.63－0.112×年齢）×身長(cm)
女性（21.78－0.101×年齢）×身長(cm)

» 肺活量は性別、年齢、身長の影響を受けるため、上記のような予測式を用いて求める。

身長170cmの30歳男性の予測肺活量

（27.63－0.112×30）×170≒4126(mL)

%肺活量(%)

実測肺活量(mL)÷予測肺活量(mL)×100

» 予測肺活量に対する実際に測定した肺活量の割合。肺が膨らみにくくなる拘束性肺障害の判断に用いられる。

身長170cm、30歳男性の実測肺活量3300mLの場合の%肺活量

3300÷4126×100≒80(%)

» 正常値は80%。これ以下の場合は、肺が何らかの原因で膨らむことを拘束され、十分に拡張できない拘束性肺障害とみなされる。おもな原因に、肺実質性病変として間質性肺炎、肺線維症、肺実質外病変として気胸、胸膜肥厚などがある。

肺気量と基準値

	基準値
全肺気量 (TLC：total lung capacity) 息を最大に吸い込んだときの空気量	5500〜6000mL
肺活量 (VC：vital capacity) 息を最大に吸って吐き出したときの空気量	男性4000〜4500mL 女性3000〜4000mL
残気量 (RV：residual volume) 最大に吸って吐き出した後、肺内に残っている空気量	約1500mL
最大吸気量 (IC：inspiratory capacity) 安静時に息を吐いたところ (安静呼気位) から吸い込むことができる最大の空気量	約2000mL
機能的残気量 (FRC：functional residual capacity) 安静時に息を吐いた後、肺内に残っている空気量	約2500mL
予備吸気量 (IRV：inspiratory reserve volume) 安静時に息を吸ったところ (安静吸気位) から、さらに吸い込むことが可能な呼吸量	約2000mL
1回換気量 (TV：tidal volume) 安静時の1回の呼吸で肺に出入りする空気量	約500mL
予備呼気量 (ERV：expiratory reserve volume) 安静時に息を吐いたところから、さらに吐き出すことが可能な呼吸の量	約1000mL

肺気量分画

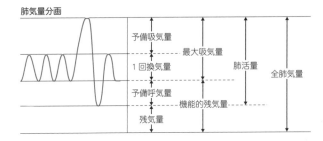

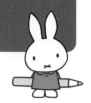

1秒率(FEV1.0%)(%)

1秒量(mL)÷努力性肺活量(mL)×100

» 1秒率 (forced expiratory volume in 1 second percent) とは、息を最大限吸って吐いたときの空気量(努力性肺活量)のうち、最初の1秒間に吐き出した量の割合。1秒率が70％未満で気管支ぜんそく、肺気腫、慢性気管支炎などの閉塞性肺障害が疑われる。

1秒量が2100mL、努力性肺活量が3000mLの場合の1秒率

2100÷3000×100＝70(%)

1秒率による閉塞性肺障害の程度

正常		70％以上
閉塞性肺障害	軽度	70〜56％
	中等度	55〜41％
	高度	40〜26％

呼吸機能障害の分類

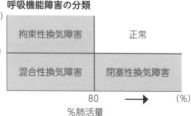

1秒率70％未満で閉塞性、％肺活量80％未満で拘束性の換気障害が疑われる。

動脈血O₂分圧 (PaO₂) (mmHg)

 109－(0.43×年齢)

» 動脈血液中の酸素飽和度を年齢に基づいて算出する、ソル
ビニの式。血液ガス測定で得られた実測値と比較して、呼
吸不全の程度を判定する。

50歳の人のPaO₂

$109-(0.43\times50)=87.5(mmHg)$

» 正常値は80〜100mmHg。70mmHg以下は異常値で、呼
吸不全の状態である。

酸素ボンベの使用可能時間 (分)

 500Lボンベ　(10×残気圧)÷(3×酸素流量〈L/分〉)
400Lボンベ　(8×残気圧)÷(3×酸素流量〈L/分〉)

» 150kg/cm²に圧縮されている圧縮酸素の残気圧から、残っ
ている酸素量で残りどれくらいの時間投与できるかを算出
する。

**500Lのボンベの残気圧が30kg/cm²だった場合、酸素流量5L/
分の患者で使用が可能な時間**

$(10\times30)\div(3\times5)=20(分)$

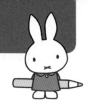

褥瘡好発部位に
かかる体重(kg)

部位	計算式
頭部	体重(kg)×0.07
肩甲骨部	体重(kg)×0.33
仙骨部	体重(kg)×0.44
踵部	体重(kg)×0.16

» 仰臥位で頭、肩甲骨、仙骨、踵にどれくらいの体重がかかっているかを計算するための式。体圧計で測定された、それぞれの部位の体重重量比に体重をかけて求める。

» 褥瘡予防のための体位変換を行う際に、各部位の体重のかかり具合を知っておくために用いる。

体重60kgの人の仙骨部にかかる重さ

60×0.44＝26.4(kg)

褥瘡のNPUAP分類

ステージ	症状
ステージⅠ	消退しない発赤があるが、皮膚の損傷はない
ステージⅡ	真皮までの欠損が生じる。水疱が現れることもある
ステージⅢ	筋膜には至らない皮下組織の欠損
ステージⅣ	筋肉、腱、骨に至る全層組織の欠損

小児の薬用量(mg)

 (年齢×4+20)÷100×成人量(mg)

» 成人の薬用量と小児の年齢から、小児にとって適切な薬用量を求める（新生児・未熟児をのぞく）。

成人量20mgの薬剤を8歳の小児に投与する場合の薬用量

(8×4+20)÷100×20=10.4(mg)

新生児の経管栄養
チューブの長さ(cm)

 鼻腔から胃まで：身長(cm)×0.2+7

» 新生児に経管栄養を実施する場合、身長から挿入するチューブの長さの目安をつける。

身長50cmの新生児の経管栄養チューブの長さ

50×0.2+7=17(cm)

323

ミッフィーの早引き検査値・数式ハンドブック
新型コロナウイルス完全対応 増補改訂版

2020年10月30日　初版第1刷発行
2023年 3 月20日　　　第3刷発行

監修者　　奈良信雄

発行者　　澤井聖一

発行所　　株式会社エクスナレッジ
　　　　　〒106-0032
　　　　　東京都港区六本木7-2-26
　　　　　https://www.xknowledge.co.jp/

問合せ先　編集 Tel 03-3403-1381
　　　　　　　　Fax 03-3403-1345
　　　　　　　　info@xknowledge.co.jp
　　　　　　販売 Tel 03-3403-1321
　　　　　　　　Fax 03-3403-1829